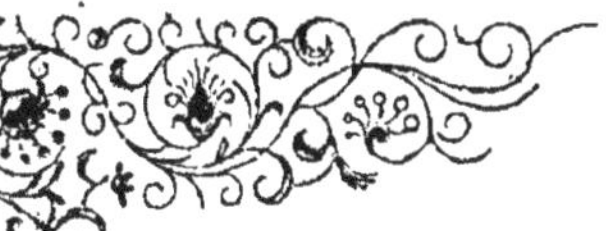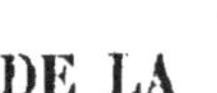

DE LA
PROSTITUTION

ET

DE SES CONSÉQUENCES

DANS LES GRANDES VILLES,

DANS LA VILLE DE LYON

EN PARTICULIER;

DE SON INFLUENCE SUR LA SANTÉ,
LE BIEN-ÊTRE, LES HABITUDES DE TRAVAIL DE LA POPULATION;

DES MOYENS D'Y REMÉDIER;

Ouvrage qui a remporté, en 1841, le prix proposé par la Société
de Médecine de Lyon,

PAR

A. POTTON,

Docteur en Médecine, Médecin désigné de l'Hospice de l'Antiquaille.

PARIS.

J.-B. BAILLIÈRE. | GERMER BAILLIÈRE,
Rue de l'Ecole-de-Médecine.

LYON.

CHARLES SAVY JEUNE, LIBRAIRE-ÉDITEUR,
Quai des Célestins, No 48.

1842.

DE LA
PROSTITUTION

ET

DE LA SYPHILIS

DANS LES GRANDES VILLES,

DANS LA VILLE DE LYON

EN PARTICULIER;

DE LEURS CAUSES, DE LEUR INFLUENCE SUR LA SANTÉ,
LES HABITUDES ET LE BIEN-ÊTRE DE LA POPULATION; DES MOYENS
DE REMÉDIER A CES FLÉAUX.

Ouvrage qui a remporté, en 1841, le prix proposé par la Société
de Médecine de Lyon,

Par

A. POTTON,

Docteur en Médecine, Médecin désigné de l'Hospice de l'Antiquaille.

❖

PARIS.

J.-B. BAILLIÈRE. | GERMER BAILLIÈRE,
Rue de l'École-de-Médecine.

LYON.

CHARLES SAVY JEUNE, LIBRAIRE-ÉDITEUR,
Quai des Célestins, Nº 48.

1842.

DE LA
PROSTITUTION

DANS LES GRANDES VILLES,

DANS LA VILLE DE LYON

EN PARTICULIER.

À mes Maîtres et à mes Amis

LES DOCTEURS

V. Répiquet,

Ex-Chirurgien en chef
de l'Hospice de l'Antiquaille, Membre de la Société de Médecine de Lyon,
de la Société royale d'Agriculture, Sciences et Arts utiles
de la même ville, etc., etc..

ET

A. Bottex,

Ancien Médecin de l'Hospice de l'Antiquaille,
Inspecteur des Etablissements d'Aliénés du département du Rhône, Membre de la Société
de Médecine de Lyon, ex-Président de la Société royale d'Agriculture,
Sciences et Arts utiles de la même ville, etc.

C'est à votre école, lorsque je suivais, en qualité de Chirurgien interne, à l'hospice de l'Antiquaille, votre pratique et vos leçons, que j'ai en partie réuni les matériaux, recueilli les renseignements, puisé les principes, qui sont exposés dans ce Mémoire.

Veuillez en accepter la dédicace comme expression de ma reconnaissance et de mon dévouement.

A. POTTON.

AVANT-PROPOS.

> Nos certè suscepimus et curam adhibuimus, ut quæ à nobis proponentur non tantùm vera essent, sed etiam ad hominum animos non incommodè et asperè accederent.
>
> Bacon. Novum Organ.

Il existe, dans la médecine comme dans beaucoup de sciences, des questions d'un haut intérêt laissées dans l'oubli, ou étudiées jusqu'à ce jour d'une manière incomplète, par les hommes spéciaux qu'elles concernent : leur importance soit en elles-mêmes, soit par leurs conséquences pour la société, mérite cependant un examen approfondi.

Ce sont moins, jusqu'à présent, les difficultés du travail que sa nature même, qui ont arrêté les auteurs et les ont empêchés de porter leurs recherches sur des sujets dont ils avaient reconnu l'utilité.

Voulant combattre ces répugnances, loin d'être retenue par de pareilles considérations, la Société de Médecine de Lyon, qui étend indistinctement son domaine sur tous les points qui touchent à la santé publique, fixa, en 1839, l'attention sur des faits qui relèvent à la fois de l'économie politique, de la médecine, de l'hygiène et de la police médicale ; elle mit au concours la question suivante.

« Rechercher si, depuis quelques années, la syphilis est plus fréquente à Lyon ;

« Apprécier les effets de cette maladie sur la santé publique, et son influence sur le bien-être et les habitudes du travail des ouvriers ;

« Dans tous les cas, déterminer les causes qui peuvent donner de l'extension à ce fléau ;

« Exposer l'état actuel des secours publics qui lui sont affectés et s'ils sont reconnus insuffisants,

« Indiquer les moyens de les proportionner aux besoins de la population. »

Ce programme était complexe, un an était accordé pour le remplir; il ne parvint à notre connaissance qu'au mois de février 1840, et les réponses devaient être déposées entre les mains du secrétaire général, avant le 1er novembre de la même année; nous tentâmes cependant de satisfaire aux conditions imposées.

Mettant à profit les notes que nous avions amassées durant le temps passé par nous à l'hospice de l'Antiquaille, en qualité de chirurgien interne, aidé par les études, par les recherches qu'avait nécessitées notre position spéciale, il nous a été possible de réunir dans un mémoire rédigé à la hâte, des observations qui ont été accueillies avec bienveillance par le corps savant auquel nous les avons soumises.

Dans sa séance du 16 août 1841, la Société

de Médecine de Lyon, adoptant les conclusions favorables d'un rapport fait par M. le docteur Gauthier, au nom d'une commission composée de MM. Richárd de la Prade, Rougier, Répiquet, Bóttex, Baumès et Chapeau, a couronné notre travail, et émis le vœu de le voir imprimer. Des corrections ont été indiquées par une critique éclairée; convaincu de leur importance, nous avons souscrit avec empressement à tous les changements demandés; des répétitions existaient, elles ont nécessité des suppressions nombreuses; quelques additions ont été faites, elles reposent sur des renseignements nouveaux.

Pour agrandir le cercle de la question, nous sommes entré dans quelques considérations générales, qui intéressent la société tout entière. S'il est des causes de maladies, des vices, des abus qui nous sont particuliers, qui ne regardent que Lyon, il en est d'autres qui appartiennent à toutes les cités populeuses ; et les réformes, les améliorations réclamées pour notre patrie, leur seront également

profitables. Les dangers de la prostitution ,
les effets du virus syphilitique sont partout
les mêmes ; dans tous les pays , on doit
s'efforcer de les prévenir et de les combattre.

Si certains détails venaient à blesser, s'ils
avaient besoin d'excuses auprès de quelques
hommes , nous répéterions avec un auteur
célèbre : « Homo sum, nihil humani a me
alienum puto. » Fort déjà de notre conscience et de la droiture de nos intentions ,
nous nous mettrions encore à l'abri derrière
cette maxime du philosophe Charron (1) :« La
philosophie se mêle et parle librement de
toutes choses, pour en trouver les causes, les
juger et les régler. »

L'observation de ce qui se passe dans notre
ville, la connaissance des faits qui s'accomplissent au-dehors, l'appréciation de leurs résultats,
due à des écrivains recommandables, nous ont
dicté ce que nous allons écrire : Un critique
du XVIIe siècle, Bayle le philosophe, dit qu'il
n'est pas mal de montrer aux hommes le par-

______

(1) De la sagesse, chap. XXII.

fait miroir de leurs actions, et d'oser divulguer tout ce qu'ils osent faire. Si la découverte, si la démonstration de l'erreur est le premier pas vers la vérité, l'horreur du vice, la manifestation de ses dangers est le premier et peut-être le plus grand attrait de la vertu.

On arrive plus promptement au bien, on exerce une plus salutaire influence dans les discussions d'intérêt public, en se livrant à l'examen, à l'étude des propositions qui concernent également toutes les classes de la société, et dont tous les membres peuvent comprendre l'utilité et la valeur. La lumière qui frappe à la fois le sommet et la base d'un édifice, éclaire plus vivement. Cette conviction servant de règle à quelques écrivains recommandables, à Parent Duchatelet, à Robert, à Villermé, à Frégier, à Béraud, enfin à Descuret, leur a suggéré des ouvrages dont on ne saurait contester ni le mérite, ni l'intérêt, ni le but utile. Ils ont prouvé qu'il n'est pas de sujet dans l'organisation sociale présente, indigne d'occuper des hommes sérieux, et qui ne puisse donner lieu à des observations importantes, servir de base à de sages améliorations. Nous n'avons point la prétention de nous comparer à ces auteurs, de mettre sur la même ligne notre ouvrage et leurs écrits ; seulement nous avons compris qu'à leur exemple nous ne devons pas nous préoccuper de plaire à quelques individus, en flattant leurs passions ou en dissimulant certains vices de la société ; tous nos efforts doivent tendre à être profitables au plus grand nombre en combattant le mal, en indiquant son origine et ses conséquences.

Les ouvrages des économistes, de Villeneuve de Bargemont, de De Gérando, d'Emile Bères, d'Eugène Buret, de Louis Blanc, de G. de Beaumont, de Michel Chevalier, de Boyer, ont été consultés par nous. Leurs opinions, leurs remarques sont venues confirmer les nôtres. Nous serons heureux souvent de nous appuyer sur leur autorité pour donner plus de poids à nos doctrines et à nos paroles. Dans les questions médicales, nous avons profité de l'expérience et des écrits d'un grand nombre de maîtres justement illustres ; nous avons suivi avec soin les publications, les livres, dus aux praticiens de notre ville, qui avaient décrit et traité avant nous, les maux dont il sera parlé. Toutes les fois que leurs sentiments, leurs théories, se sont trouvés en harmonie avec les nôtres, nous avons puisé à ces sources authentiques des citations qui devaient soutenir nos assertions ou démontrer leur justesse.

A l'exemple de nos prédécesseurs, guidé par les mêmes motifs, les mêmes principes, l'amour de la vérité, nous avons pris nos documents dans les pièces officielles, consultant les registres de la Mairie, les comptes-rendus des hôpitaux et des établissements publics ; nous avons reçu de la bouche de plusieurs hommes instruits et bien intentionnés les informations nécessaires pour étayer nos doctrines.

L'occasion se présentera plus d'une fois, dans le corps de l'ouvrage, de témoigner notre reconnaissance à ces citoyens généreux. Le sujet par sa nature ne réclamait pour être traité avec succès ni une intelligence supérieure, ni les ressources d'un esprit inventif et hardi ; il exigeait simplement un sens droit, dégagé de tout système, pour l'observation et la comparaison consciencieuse des faits. Nous ne supposons point, cependant avoir pleinement réussi : et si nous n'avions pas été encouragé par l'assentiment, par l'approbation de la Société de Médecine, ce mémoire jamais n'aurait vu le jour.

Comme beaucoup d'auteurs, nous nous sommes exagéré peut-être le mérite et l'importance de nos recherches à cause des peines qu'elles nous ont coûté. Pour faire connaître les motifs de cette publication, pour expliquer notre conduite, et lui servir d'excuse vis-à-vis des critiques qui ne partageront pas notre manière de voir, nous transcrivons quelques extraits du rapport fait par le docteur Gauthier, à la société de médecine de Lyon; ses paroles flatteuses et encourageantes ont été décisives pour nous.

Après avoir analysé le travail dans son ensemble, « Vous trouverez peut-être, dit ce médecin, notre rapport bien étendu; mais, si vous considérez que nous avons eu à vous faire connaître un mémoire de 295 pages, vous conviendrez peut-être aussi qu'avec moins de détails, il nous eût été difficile de vous le faire apprécier d'une manière convenable, et de motiver le jugement de votre commission. Le plus souvent nous nous sommes contentés de vous exposer les vues de l'auteur, parce que presque toujours nos opinions étaient conformes aux siennes.

« Ce mémoire forme un bon travail, où le sujet que vous avez mis son concours est traité d'une manière très-détaillée, et l'on peut dire presque complète; les principes qui y sont émis annoncent un philanthrope éclairé, ami du bien et de la vérité. L'auteur a fait preuve d'érudition, et d'une érudition bien choisie. Il s'est étayé surtout de l'opinion de médecins lyonnais, principalement de celle des docteurs Baumès, Bottex, Répiquet, Bienvenu, Chapeau, qui ont publié des écrits sur la syphilis. On ne peut que le louer d'avoir cité des auteur lyonnais dans un sujet de spécialité lyonnaise...... Mais on dirait qu'à cause de l'étendue de son mémoire il n'a pas eu le temps de revoir ses nombreux matériaux, pour en former un tout parfaitement lié et coordonné, il en est résulté quelquefois un peu de désordre...... Votre commission, en accordant une médaille d'or pour encouragement à l'auteur, émet le vœu qu'il retouche son travail, qu'il le refonde, et qu'il le coordonne : les matériaux en sont excellents, et s'il le publie après ces améliorations, l'autorité y trouvera des vues sages et utiles qu'elle pourra mettre à profit. Si les mesures qui y sont proposées étaient adoptées, nous pourrions concevoir l'espérance de voir beaucoup diminuer dans notre ville cette hideuse maladie qui fait tous les jours de si nombreuses victimes..... Il en résulterait une amélioration considérable dans l'état sanitaire de notre population.

« Cette amélioration se ferait surtout sentir sur la santé, le bien-être et les habitudes de travail de ces classes ouvrières qui méritent à un si haut degré l'attention et l'intérêt

de l'autorité supérieure. La Société de Médecine aurait contribué en quelque sorte à cet
heureux résultat en appelant les regards de
nos magistrats sur un sujet aussi important.
C'est ainsi qu'elle répond, autant qu'il est en
elle, aux vues bienveillantes de l'autorité qui
lui alloue une somme annuelle pour mettre
au concours des sujets de prix, parmi lesquels elle a toujours le soin d'en choisir un
d'intérêt local. »

L'étude de la syphilis à Lyon nous a nécessairement conduit à celle de la prostitution
qui en est le foyer le plus énergique. Le mot
prostitution sera employé par nous, dans son
sens le plus large, le plus étendu. Nous l'ap-
pliquerons également à l'état de ces filles qui
placées sous l'action de la police, tolérées
par elle, ne se livrent point à d'autres métiers,
et à l'état de ces femmes qui descendues
moins bas aux yeux du monde, entretiennent, en dehors du mariage, des rapports
sexuels qu'elles peuvent changer et changent à
chaque instant, suivant le caprice, l'occasion,
le besoin. Ces deux conditions ne sont point

aussi différentes qu'elles le paraissent à première vue, leurs conséquences pour la santé
publique, ont les mêmes résultats fâcheux.
D'importants ouvrages, dans ces derniers
temps, ont traité le sujet qui nous occupe ;
le vice, la passion, le mal se présentent partout avec le même aspect et les mêmes formes;
il n'existe que des nuances particulières suivant les lieux : si donc, on rencontre dans
ce mémoire, quelques considérations man-
quant d'originalité, quelques faits déjà
appris, on ne sera point en droit de nous
accuser d'avoir profité des travaux étrangers;
mais on devra reconnaître que c'est à la nature
même de la question, que ces ressemblances,
que ces répétitions devront être attribuées.

Nous ne pouvions pas passer sous silence
des faits qui se produisent à Lyon, par la seule
raison qu'ils ont été signalés comme appa-
raissants à Paris ou à Londres. Toutes les fois
que nous avons puisé des arguments ou des
preuves dans quelques auteurs, c'est en
marquant avec scrupule les livres d'où nos
citations étaient tirées.

Il ne suffit pas en économie politique, en morale, en médecine même, de dévoiler le danger, de prouver le mal, de rechercher le bien : il faut que la pratique, que l'application de la vérité suivent de près sa démonstration. Mais, c'est aux hommes du pouvoir qu'il est donné de prendre l'initiative, de mettre en usage, d'adopter les préceptes, les changements que réclament la situation actuelle et les besoins généraux de la société.

Si nos efforts sont vains, si notre parole n'exerce aucune action salutaire sur les vices de l'organisation présente, nous nous consolerons en rappelant ces paroles du professeur Fodéré :

« Quoiqu'on ne les écoute pas, les moralistes « ne doivent pas cesser de parler à la raison « humaine, et les médecins de veiller à la « pureté physique de l'espèce. »

DE LA PROSTITUTION

ET

DE LA SYPHILIS

DANS LES GRANDES VILLES,

ET DANS LA VILLE DE LYON EN PARTICULIER.

Première Partie.

> La philosophie se méle et parle librement
> de toutes choses pour en trouver les)
> causes, les juger et les régler.
> (CHARRON, chap. 22, de la Sagesse.

DE LA PROSTITUTION ET DE LA SYPHILIS,
DE LEURS CAUSES.

La prostitution, la syphilis sont-elles devenues plus fréquentes à Lyon depuis quelques années ? ou bien, leurs victimes sont-elles aujourd'hui, dans notre ville, moins nombreuses qu'autrefois?

Des observateurs, des médecins également instruits et consciencieux, consultés sur ces questions de morale et d'hygiène publiques, sont loin d'être unanimes dans leurs réponses. Essayant

1

de nous rendre compte de la divergence de leurs opinions, nous avons vu bientôt que les uns et les autres fondent leurs recherches, leurs calculs, ou leurs raisonnements, sur des bases opposées qui devaient nécessairement les amener à des conclusions différentes.

Afin de parvenir, dans notre travail, à l'appréciation plus exacte de la vérité, nous avons laissé de côté tous les points de doctrine ou de théorie; l'observation, la pratique, les documents statistiques ont été les principales sinon les uniques sources de nos renseignements et de nos preuves.

Ce n'est pas simplement une proposition médicale qui doit être le sujet de notre examen; étudiant les faits dans leur ensemble, nous devons remonter à l'étude des causes éloignées et indirectes. Des développements sur l'état de la société dans notre ville, sur les habitudes, sur la moralité de la classe ouvrière, deviennent indispensables pour déterminer les maux que la prostitution cause, entretient et multiplie. Nous serons contraints de parler de la prostitution elle-même, des lois, des règlements auxquels elle est soumise, de leur insuffisance ou de leurs vices. Nos remarques, faites souvent dans les derniers rangs du peuple, auront constamment un but utile, et ne seront jamais de pure curiosité. « L'ami de l'humanité, dit le professeur de Gérando, comme le médecin, ne doit pas redouter de sonder les plaies qu'il est appelé à guérir; il doit surmonter les plus vives répugnances pour étudier les maux qui offrent le spectacle le plus repoussant, et pour pénétrer même dans le séjour de la dégradation (1). »

La recherche, la connaissance des conditions qui ont favorisé jusqu'ici, et qui favorisent encore, dans toutes les classes, la propagation de la maladie vénérienne, nous aideront à combattre cette croyance trop généralement répandue, « que la syphilis s'en va, disparaît tous les jours, en perdant de la gravité de ses symptômes. » Notre but sera heureusement rempli s'il nous est permis de diminuer, sinon de détruire, les tristes effets de ces préjugés qui, quelquefois, trompent également les médecins et les hommes du monde.

Pour éviter toute équivoque, toute méprise ultérieure, nous aurions voulu, en entrant en matière, pouvoir définir d'une manière rigoureuse ce qu'on entend par *maladie vénérienne;* mais cette question est loin d'être résolue uniformément; elle a été, elle est encore un objet de controverse parmi les médecins. Les uns lui rap-

____

(1) *Traité de la Bienfaisance publique.*

portent une série de symptômes que d'autres ne
considèrent pas comme essentiels, caractéristi-
ques. La plupart des écrivains ont mieux aimé
en tracer le tableau que d'en essayer la définition. Les auteurs varient sur le principe, sur la
nature, sur les causes, sur les signes, sur les
conséquences de cette affection. Ces divers sentiments contraires peuvent être la source de
graves erreurs dans la conduite médicale, et avoir
les suites les plus funestes pour la santé publique.

Prenant les faits pour guides, nous admettons
les doctrines des expérimentateurs modernes,
nous reconnaissons l'inoculation comme le signe
rigoureux des accidents syphilitiques *primitifs* (1).
Les symptômes secondaires ou d'infection générale n'ont plus la propriété de se reproduire par
l'inoculation, mais ils se transmettent incontestablement par voie héréditaire ; ils déterminent
alors des symptômes généraux, sans phénomènes
primitifs. La syphilis, variable dans ses formes,
est essentiellement contagieuse par sa nature.
Les accidents purement inflammatoires, les ulcé-

(1) Dans un Mémoire sur les Syphilides, le docteur Gibert, médecin
de l'hôpital Saint-Louis, qui s'est attaché à éclaircir les points litigieux
de l'histoire des principaux symptômes vénériens, ne partage point l'opinion soutenue par nous, il conteste l'importance exclusive accordée à
l'inoculation comme moyen de diagnostic, il soutient que certains phénomènes primitifs peuvent être contagieux sans être inoculables.

rations des organes génitaux, résultats d'une irritation traumatique ou sympathique, ne se communiquent point par l'inoculation. Le professeur Ricord, n'admettant qu'un seul élément syphilitique, soutient que le virus de la simple blennorrhagie ne peut jamais déterminer des accidents constitutionnels; mais le docteur Baumès, de Lyon, a démontré, par des exemples, que le virus de la blennorrhagie possède, dans certains cas, des qualités spécifiques, qu'il devient susceptible de donner naissance à des phénomènes vénériens consécutifs.(1). Le célèbre chirurgien anglais, John Hunter, a prouvé que l'infection peut se manifester sous trois formes : la gonorrhée, le chancre et la syphilis constitutionnelle. Il a même consacré un chapitre important à constater l'identité du virus dans le chancre et dans la gonorrhée (**2**).

Déjà, dans son journal (*avril* 1834), le professeur Hufeland avait recherché *l'identité* de la gonorrhée et de la syphilis; elle se trouve établie, dans un mémoire remarquable de cet auteur, par l'identité de leurs causes, de leurs effets, et des agents thérapeutiques auxquels elles cèdent.

Ces principes posés, il convient de nous li-

---

(1) Baumès, *Précis théorique et pratique sur les Maladies vénériennes.*
(2) *OEuvres complètes de J. Hunter,* trad. de Richelot. 1840.

vrer à l'examen des causes qui entretiennent la maladie. Aujourd'hui comme autrefois, à Lyon, comme partout ailleurs, la contagion est la condition principale de sa persistance et de son accroissement. Le foyer le plus énergique de cette affection morbide est la prostitution, quelle que soit sa forme. Ce fléau exerce de funestes ravages dans toutes les grandes cités ; il est un vice d'ordre social, il appartient à un besoin primitif que l'homme cherche partout à satisfaire. L'imperfection inévitable des institutions humaines, le luxe, la contrainte, le goût du plaisir, son inconstance ont produit cet abus, qui s'est accru par les exemples corrupteurs des personnes puissantes, par le défaut d'éducation des femmes du peuple, par la misère, par la dépravation des mœurs.

La prostitution, a dit Parent-Duchâtelet (1), est un mal de tous les pays et de tous les temps; il semble qu'elle soit inhérente à l'homme réuni en société. Peut-être sera-t-il à jamais impossible de la détruire; mais, il n'en importe que plus de travailler à en diminuer la fréquence et les dangers.

Les causes attribuées à la prostitution étant permanentes, variables seulement dans leur inten-

______

(1) Parent-Duchâtelet, *de la Prostitution dans la ville de Paris.*

sité, les effets ont dû être constants; ils se trouvent, il est vrai, plus ou moins marqués suivant quelques dispositions particulières, suivant certaines circonstances locales qu'il importe d'établir. C'est ainsi que la ville de Lyon offre des conditions qui lui sont propres, qui augmentent ou tendent à augmenter dans son sein le vice et les maux de toute nature qu'il traîne après lui : entre tous ces maux, l'affection vénérienne apparaît toujours comme le premier et le plus redoutable. « La syphilis est la suite inévitable du libertinage aussi bien que la prison et la mendicité (1).

Centre d'une industrie de premier ordre, d'un commerce très-étendu, Lyon qui, depuis plusieurs siècles, compte des milliers d'habitants, a dû subir, dès le principe, les conséquences de son organisation. Le négoce, en général, est signalé par les anciens législateurs comme une cause de corruption; il est reconnu que les nations les plus commerçantes se sont montrées toujours les plus dissolues. Notre ville, autrefois, était le siége de foires célèbres qui attiraient même des pays lointains, un immense concours d'étrangers; ces institutions étaient pour la contrée des sources de prospérité et de richesses; mais elles avaient

____

(1) De Gérando, *de la Bienfaisance publique.*

ce triste résultat de relâcher les mœurs, et d'accroître la débauche. A ces époques, les prostituées devenaient si nombreuses, que plus tard, elles étaient contraintes par la misère de quitter la ville, de s'expatrier. Plusieurs fois Brantôme, dans ses mémoires, énumérant les filles publiques qui marchaient alors à la suite des armées françaises, place les *Lyonnoises* en tête de la nomenclature. Dulaure, dans son histoire de Paris, parle d'émigrations de femmes de mauvaise vie, qui s'effectuaient par intervalles, de Lyon dans la capitale. Un pareil état de choses a bien pu faciliter le développement de la maladie, mais il ne lui a pas donné naissance. Ce n'est pas la prostitution qui a engendré la syphilis; elle en a été, elle en est seulement le réservoir, la source impure et toujours renaissante. Les historiens assignent une autre origine à l'apparition de la maladie vénérienne parmi nous.

Lyon était un lieu de passage et de repos pour les troupes; il se voyait dès lors exposé à toutes les affections graves qui décimaient les armées; deux fois, elles introduisirent la peste dans nos murailles. Au retour de la campagne d'Italie, Charles VIII y laissa *le mal de Naples* dont ses soldats étaient infectés. On trouve dans une curieuse chronique du temps, intitulée : *Séjours de Charles VIII et Loys XII à Lyon sur le Rosne,* réimprimée en 1841 par les soins d'un amateur de notre ville , M. P. M. Gonon, le précieux document qui suit : « Entra à Lyon , le roy avec toute sa noblesse moult bien accompaigne de tous ses gens d'armes, tant archiers, gentils hommes, pensionnaires, que de tous autres domestiques, triumphant en victoire...... En ce mesme temps (1496) vindrent en France plusieurs des gens du roy, lesquels avaient une manière de maladie que aucuns appelloient la grant gorre, les autres la grosse verolle, et aucuns la maladie de Naples, à cause que les François venant de Naples en estoient malades, dont on fut bien esbahy en France, et disoit-on que les Lombards avoient este inventeurs de ceste maladie pour se venger des François. »

De quelques fragments de Rabelais qui, comme on sait, fut médecin de notre Hôtel-Dieu en 1532, il ressort que *la prostitution répandue à Lyon était très - dangereuse pour la santé.* Voulant arrêter les progrès du vice, lutter contre les diverses causes de contagion, la plupart extérieures, accidentelles, l'administration municipale faisait de grands efforts. Elle puisait des forces, trouvait des ressources non seulement dans les pouvoirs qui lui étaient conférés, dans les précautions, dans les mesures suggérées par la crainte ou la gravité du mal, mais encore dans le caractère, dans l'esprit d'ordre des habitants, dans le sentiment religieux qui dominait leur conduite, et surtout dans l'organisation du travail. Les corporations d'arts et métiers, les jurandes, les maîtrises exerçaient un empire absolu sur la population, et opposaient des obstacles puissants à l'accroissement du vice. Dans une société fondée sur de telles bases, la condition de chacun était, en quelque sorte, fixée à l'avance; les ouvriers subissaient sans arrière pensée, sans peine, les charges de leur profession; la résignation et la patience étaient des vertus praticables; un moins grand nombre de besoins se faisaient sentir; la concurrence étant plus limitée, de longues suspensions de travaux ne venaient pas aussi souvent frapper le peuple et le menacer dans ses moyens d'existence.

Notre intention n'est point d'exalter un passé pour lequel nous n'avons aucune sympathie, mais de faire apprécier la différence qu'une telle organisation devait établir entre les mœurs d'alors et les habitudes de nos jours. Dans la question présente, l'avantage appartient réellement à la société ancienne; si l'hygiène publique était encore dans l'enfance, si la santé, la vie des citoyens étaient compromises par bien d'autres influences pernicieuses qui ont disparu, il existait contre la maladie vénérienne des garanties que nous sommes loin de rencontrer actuellement, qui même sont devenues impossibles.

L'autorité, jadis, s'arrogeait le droit d'expulser toutes les filles publiques, étrangères à la ville ou à la province; elle reléguait les autres dans les quartiers isolés pour diminuer le scandale et les vices qu'occasionne toujours l'aspect du désordre. Lorsqu'un malheureux Lyonnais atteint de la syphilis se présentait pour être traité à l'Hôtel-Dieu, qui recevait les affections de cette nature, une enquête était ouverte pour établir s'il avait contracté la maladie *par sa faute*, et après la guérison, il avait, dans ce cas, pour le punir, *la tête tondue et rasée.*

Cette mesure a été en usage presque jusqu'à la fin du siècle dernier : « Elle était, marquent les historiens de l'époque, un puissant motif de terreur et de retenue dans l'esprit du peuple. » Nous ne remplissons ici que le rôle de narrateurs, sans nous établir juges de l'opportunité, de la sagesse des mesures employées. Si, en général, le traitement était moins rationnel qu'aujourd'hui, les soins que mettaient les administrateurs à poursuivre la maladie elle-même étaient continuels: quelques-uns de ces moyens peuvent nous sembler bizarres et injustes, ils paraissaient cependant à des hommes éclairés et zélés pour le bien public, en harmonie avec les exigences, avec les coutumes du moment.

Le pouvoir, par malheur, dans la société nouvelle, a négligé trop long-temps de remplacer ou de perfectionner ce que la société précédente avait commencé ou établi sur d'autres principes. Au milieu des changements accomplis, les difficultés à vaincre ont paru de prime abord insurmontables; on n'a plus opposé que des obstacles faibles et presque nuls à l'invasion d'un fléau qui s'est aggravé sitôt que les plus fortes barrières qui le retenaient ont été, en partie, abaissées ou détruites. On a vu dès lors l'infection se multiplier, et la prostitution devenir plus générale.

En première ligne parmi les causes actuelles productrices du mal, il faut placer l'accroissement de la population, l'agrandissement de la cité. Lyon, qui, au commencement du siècle, comptait à peine quatre-vingt-dix mille ames, en contenait déjà cent huit à cent douze mille en 1810 : les recensements faits en 1825 donnaient plus de cent trente-cinq mille habitants; en 1840 le nombre des citoyens montait à cent quatre-vingt-dix mille. Cette augmentation rapide a porté principalement sur la classe industrielle ; les ouvriers de toute espèce ont envahi nos murs; la population *flottante a presque triplé,* nous avons dû ressentir dès lors plus vivement ses mauvais effets. Cette population se compose de sujets jeunes pour la plupart, et non mariés; elle est fixée par la dernière statistique à près de quatre-vingt-dix mille sujets; les filles surpassent les garçons dans la proportion de six à cinq. Qu'on se souvienne que le célibat et la prostitution marchent ensemble, qu'on étudie les transformations que le séjour des villes opère dans les habitudes du peuple, et il sera facile de prévoir l'influence que ces faits réunis doivent exercer sur la santé publique. Les mœurs relâchées ou corrompues amènent la débauche, celle-ci répand la maladie vénérienne, le corollaire est immédiat.

Les perturbations de toute nature qui, à diverses reprises, ont agité notre société, ont fait subir à l'état du peuple Lyonnais de remarquables changements; ces changements apparaissent surtout parmi les ouvriers en soie si nombreux dans notre ville. Ces industriels long-temps stationnaires, au milieu des générations passées, se sont enfin mêlés au mouvement général; ils ne forment plus par les mœurs, par le caractère, une classe distincte parmi les autres habitants. « On ne saurait contester, dit Villermé, dans son excellent livre sur les fabriques françaises, que nos ouvriers ne soient mieux logés, mieux nourris, mieux vêtus qu'ils ne l'étaient autrefois; seulement, le progrès moral ne s'est pas effectué en même temps que le progrès physique. » D'autre part, les améliorations n'ont point changé les deux faits principaux qui constituent la situation de notre classe ouvrière : 1° le prolétaire n'a point de capital dont le revenu assure son existence, il ne vit que de salaire; 2° quelle que soit sa bonne volonté, il n'a pas la certitude d'obtenir chaque jour, par la main-d'œuvre, un bénéfice qui suffise aux exigences de la vie. Cette position précaire est autant à redouter dans l'ordre moral que dans l'ordre politique. Aucun engagement n'existe entre le capitaliste et le producteur: le négociant presse ou ralentit le travail, suivant ses intérêts: lorsque les crises commerciales viennent entraver la fabrique, il laisse des milliers de bras sans ouvrage, sans pouvoir se préoccuper des résultats de sa conduite. Les femmes se trouvent frappées les premières: leurs travaux déjà trop faiblement rétribués pour la plupart, subissent ou une intermittence dans l'exécution, ou une réduction considérable dans le prix. Par le fait de l'abaissement de la main-d'œuvre, la démoralisation des classes ouvrières s'accroît sans cesse. «La prostitution dans les villes manufacturières, est devenue pour les femmes un moyen d'existence et un supplément de salaire (1). » Les causes de la

_____

(1) Eugène Buret, *de la Misère des classes laborieuses en France et en Angleterre.*

prostitution sont de deux ordres : pour le corps, la souffrance et la faim ; pour l'ame, l'oblitération des sentiments de famille, l'inclination au mal, l'exemple, l'imprévoyance, etc. La misère, cause trop fréquente de la prostitution, n'est pas toujours de la faute de ceux qui en sont atteints; on hérite de la misère des conditions, elle n'est point alors un accident, une exception, mais la suite, la conséquence de l'organisation sociale, des institutions civiles et politiques : elle tend à augmenter à mesure que le salaire s'abaisse sous l'influence de l'augmentation de la population, de l'invention des machines, de la division du travail. La nécessité vient à chaque instant introduire dans le peuple de nouveaux éléments corrupteurs. La prostitution prend un cachet spécial que lui donnent parmi nous les crises industrielles. Dans les temps de chômage, on voit des jeunes filles abandonner, à la nuit tombante, les ateliers qui ne peuvent les nourrir, et rougissant dans le principe, demander à la débauche le pain que ne leur donne plus le travail. Trop souvent le libertinage qui ne devait être qu'un état transitoire, devient permanent. La femme qui s'y est abandonnée une première fois, contracte des goûts, des passions qui ne lui permettent que bien difficilement de retourner à son métier. Le travail n'est plus qu'un fait accessoire, exceptionnel, sur lequel ne reposent plus ses espérances. La prostitution amène des habitudes qui multiplient les besoins ; c'est ainsi que marche et s'accroît sans cesse la débauche privée ; « elle prend un tel développement dans certaines villes d'industrie qu'on n'y connaît plus en quelque sorte de débauche publique. » Ces paroles d'un de nos plus illustres économistes peuvent s'appliquer à l'état moral de notre population. Seulement, si la débauche publique est éclatante encore, elle tend à se montrer moins funeste que la première. Dans l'un et dans l'autre cas, l'exemple est à redouter pour les filles du peuple.

Il est démontré que, durant les malaises de notre industrie, l'ouvrière souvent, quelle que soit l'activité apportée dans l'accomplissement de ses devoirs, quelle que soit l'économie établie dans ses dépenses, ne peut vivre des seules ressources de sa   profession. Les calculs établis dans tous les livres d'économie industrielle, fournissent la preuve de ce fait. Dans ces instants de privations, d'inquiétudes plus grandes encore pour l'avenir, l'aspect du désordre n'est-il pas capable d'ébranler la vertu, de faire naître le découragement, le désespoir même, de réveiller des passions éteintes ou comprimées jusqu'alors ?...... La contagion morale, dans ces cas, précède de bien peu la contagion syphilitique.

La société ne saurait laisser sans secours les maux qui surviennent en de telles circonstances; elle doit montrer plus de soin à rechercher, à prévenir les causes qui favorisent la corruption des mœurs, que de zèle à poursuivre les fautes ou les délits qui en sont la conséquence.

Un excellent observateur qui a vieilli à Lyon, après avoir, dans un de ses écrits, comparé la situation d'autrefois et celle d'aujourd'hui, ajoute: « Le libertinage des filles que, quoique jeunes, nous savions très-bien apercevoir, quel que fût le masque dont il vînt à se couvrir, était jadis moindre que de nos jours : il y a dans la classe ouvrière pour les aisances de la vie un progrès très-sensible; mais au moral il y a recul, nos ouvriers paraissent n'avoir pris que les vices de la civilisation actuelle. »

Si l'ignorance, si les besoins réels peuvent accroître la prostitution et, par contre, la maladie vénérienne; les besoins factices, les passions puisées au sein de notre société, le défaut de croyances religieuses en sont également une cause ordinaire et commune. Le luxe, la vanité, existent indistinctement dans toutes les classes. Les goûts, les coutumes des ouvriers ne sont point, en général, dans les grandes villes, en harmonie avec les ressources de leur condition. Nous sommes loin de nous plaindre de ce que les différences anciennes s'effacent ; nous blâmons seulement dans l'organisation présente, les voies, les sacrifices par lesquels s'obtient cette égalité apparente. Dans l'oubli momentané de sa position réelle, la femme cherche vis-à-vis d'elle-même, et surtout vis-à-vis du monde, un dédommagement aux privations nombreuses qu'elle subit en secret ; elle se trompe dans les moyens qu'elle emploie aussi bien que dans leurs résultats : se jetant sur les jouissances les plus faciles, sur celles qui flattent ses penchants naturels, les plaisirs des sens prennent un plus grand empire, et deviennent pour elle le seul bonheur apprécié. Le désir de briller, la pensée de s'attirer une haute considération en se donnant un air de richesse, doivent être signalés comme ayant une influence sensible dans l'accroissement des maux qui nous occupent.

Un trait appartenant à la génération de notre époque, est l'amour des plaisirs dispendieux : les fêtes, les bals, les spectacles, tels qu'ils sont institués, ont le double inconvénient d'épuiser avec rapidité des ressources précieuses, et de disposer par les exemples, par les discours, aux jouissances charnelles. « Les plaisirs (1), doivent être un moyen de perfectionnement pour la race

____

(1) De Gerando, de *la Bienfaisance publique*.

humaine ; ceux que le peuple prend aujourd'hui le corrompent souvent ; nous en désirons pour lui qui puissent l'améliorer. » Le théâtre doit être la représentation de passions, d'actes nobles et vertueux ; présentement, il semble en quelque sorte méconnaître sa mission.

« Chez nous, sans doute, il ne faut pas condamner, écrit Emile Bères (1), celui qui, travaillant beaucoup, cherche à accroître son bien-être et ses jouissances ; mais il faut prendre garde qu'une fois accoutumé au plaisir, on ne sait que difficilement se réduire à des habitudes plus modestes ; tous les moyens paraissent bons pour soutenir le luxe.... » La misère, l'ennui, l'exemple, dans les grandes villes, poussent sans cesse le peuple à la recherche des émotions désordonnées. Entre la tolérance, disons-le, souvent trop grande de nos magistrats, et la sévérité excessive du puritanisme américain, il est des limites qu'il convient de garder. Dans certaines provinces des États-Unis, dans le Nouveau-Jersey entre autres, suivant Gustave de Beaumont, on ne permet pas les rassemblements pour le plaisir, pour les spectacles, pour les danses ; ce sont des occasions de désordre, de dérangement dans les habitudes, qui entraînent des conséquences immo-

____

(1) *Des classes ouvrières, Des moyens d'améliorer leur sort.*

rales. Parmi ces quakers rigoureux, la maladie dont nous énumèrerons bientôt les funestes effets au sein de notre contrée, n'est en quelque sorte connue que par l'importation qu'en font les étrangers; elle ne rencontre point dans leur pays, des éléments de multiplication.

Long-temps dans la société ancienne, les idées religieuses enracinées à Lyon, toutes puissantes parmi le peuple, ont arrêté ou diminué la débauche : maintenant, les principes religieux semblent sinon s'effacer, du moins perdre de leur empire. Les esprits n'ont plus la même tendance; la satisfaction des besoins, des jouissances physiques l'emporte, et semble préoccuper exclusivement notre époque. L'abolition des maîtrises, des priviléges, le mélange, le renouvellement plus rapide, plus complet de la population, les bouleversements, les commotions politiques, les longues crises commerciales ont amené cette différence. Si les préceptes d'une religion qui commande la pureté des mœurs, préceptes qui appartiennent également à une bonne hygiène, étaient fidèlement accomplis, les chances de la contagion devraient naturellement baisser. On a pu à Lyon, mieux que partout ailleurs, constater la justesse de cette observation du professeur Fodéré : « Le christianisme a eu d'heureux résultats pour la santé publique; le premier, il a réglé d'une manière invariable l'union des sexes, les droits et les devoirs des époux, *il a pris un soin particulier de tout ce qui appartient à la pureté de la race humaine* (1). »

Si, au milieu des troubles, des agitations du siècle, l'élément religieux a perdu de son action, s'il n'est pas donné à l'autorité de le soutenir ou de le réveiller, elle peut au moins diriger le peuple dans les habitudes auxquelles il s'abandonne, donner à sa conduite une impulsion sage et régulière. Suivant les expressions de Villermé, les habitudes du peuple sont sa morale, on doit travailler à ne lui en donner que de bonnes.

Mais, comme on l'a pressenti déjà, le fait qui domine toutes les causes pernicieuses dont nous avons parlé, est l'organisation du travail telle qu'elle existe parmi nous. Le mal est augmenté sans cesse par l'agrandissement des manufactures, par les réunions nombreuses des deux sexes dans les mêmes ateliers. A Lyon, le libertinage est aussi répandu que dans la capitale, il y est plus dangereux par les motifs que nous indiquerons plus tard; il y est plus commun, proportion gardée, que dans les autres villes de France; il se trouve entretenu par la disposition des lieux,

____

(1) Fodéré , *Essai historique et moral sur la pauvreté des nations.*

par les habitudes intérieures, par la nature des occupations, aussi bien que par le mélange des sexes, par le défaut d'instruction, et le manque de développement du sens moral. Les sujets qui composent notre classe ouvrière peuvent se diviser en deux catégories: les uns forts et vigoureux viennent de la campagne dans l'âge adulte, abandonnent l'agriculture pour l'industrie; leur changement de position, leur simplicité, ou pour mieux dire, leur ignorance, les rendent plus impressionnables aux exemples qu'ils voient, aux discours qu'ils entendent; le vice les entraîne, les subjugue avant même qu'ils aient songé à faire des efforts pour lui résister. Les autres, enfants de la ville, puisent, dès le bas âge, de mauvaises leçons dans cette atmosphère d'impuretés; pour la plupart, d'un tempérament maladif, ils voient leur faiblesse physique s'accroître par cette éducation en communauté. « Au point de vue moral, qu'imaginer, s'écrie Louis Blanc (1), de plus désastreux que cet accouplement des sexes dans les fabriques? C'est l'inoculation du vice à l'enfance; on étouffe l'intelligence, on déprave le cœur, en même temps qu'on détruit le corps. »

Dans les fabriques américaines, dans plusieurs provinces des Etats-Unis, si les mœurs se conser-

____

(1) *De l'Organisation du travail.*

vent dans toute leur pureté au sein d'immenses ateliers, c'est que la surveillance y est active, c'est que le mélange des sexes y est rigoureusement interdit. « Le plus grand soin a été pris pour conserver la moralité des femmes qui travaillent dans les manufactures; ces femmes ne quitteraient pas leur domicile, si elles supposaient que leur réputation dût en souffrir. Une jeune fille employée dans ces établissements est plus estimée que celle qui reste dans sa famille ou bien qui se livre aux travaux agricoles; elle y va pour augmenter ses ressources et faire un mariage plus convenable (1). »

Ces dangers de la promiscuité des sexes sont consignés dans la pétition, adressée en 1839 à la chambre des Pairs, par la Société d'encouragement pour l'Instruction élémentaire : « Le mélange imprudent des jeunes gens des deux sexes, fait naître chez eux, sous l'influence des mauvais exemples, une corruption prématurée, qui achève de détruire leur santé et les heureuses dispositions qu'ils auraient pu avoir.» Cette pétition soumise, à la même époque, à la chambre des Députés, fut, à la suite d'un examen attentif, appuyée en ces termes par M. Billaudel, nommé rapporteur: « Il n'est pas douteux que le séjour

____

(1) Timothée Wiggin.

des grandes villes, que les passions allumées au sein des grandes réunions de personnes de tout âge et de tout sexe, que l'exemple et la contagion du vice, que les excès *de la débauche et du libertinage, que les maladies qu'ils entraînent,* n'aient la plus grande part à l'altération progressive des constitutions même les plus robustes. »

Près de quarante mille individus libres, célibataires, dans la vigueur de l'âge, qui vivent sous les mêmes toits, des mêmes occupations, qui ont des rapports quotidiens, de tous les instants, peuvent-ils exister ainsi sans que la prostitution et ses conséquences n'apparaissent immédiatement ? Les ouvriers réunis suivant le hasard, le caprice ou le besoin, s'associent à leur gré ou se quittent sans calculer soit pour eux, soit pour la société, les suites de cette vie de désordre. Incapables trop souvent de songer à l'avenir, ils vivent insouciants au jour le jour. Le docteur Monfalcon, dans un chapitre consacré à nos ouvriers en soie, intercalé dans la traduction du livre de Ramazzini par Patissier, s'exprime ainsi : « La corruption des mœurs est très-grande parmi eux, elle s'y montre avec une naïveté qui passerait pour une extrême effronterie dans une classe plus éclairée. Leurs communications entre eux sont si intimes, que le libertinage existe bien

avant que leurs organes aient acquis la force et
le développement nécessaires pour le supporter...
Beaucoup de maladies vénériennes sont la conséquence de leurs débauches..... »

Après de nombreuses et attentives visites dans
nos ateliers, où il venait étudier les résultats d'un
pareil système, un habile économiste, demandant
la réforme, la destruction des vices dont il a été
témoin, s'élève avec force contre une semblable
organisation. « Le travail dans les ateliers lyonnais, sous l'empire du principe de la concurrence illimitée, prépare à l'avenir une génération
décrépite, gangrénée, pourrie. »

La concurrence absolue est l'ennemie la plus
cruelle du travailleur ; elle tend à ramener la nation, à un état de misère, de désordre, pire mille
fois que l'esclavage antique. Elle a eu pour résultat immédiat l'introduction de nombreuses
machines, la découverte d'inventions de toute
espèce, et de procédés nouveaux tendant généralement à la suppression des bras. De là perturbation dans le travail. Nous n'avons pu résister
au désir de citer ces paroles par lesquelles commence le petit livre de l'infortuné Adolphe
Boyer (1).

(1) Adolphe Boyer, *De l'état des ouvriers , et de son amélioration
par l'organisation du travail* (Paris 1841).

Nous avons été heureux de retrouver nos idées, nos principes sur cette matière, dans un auteur intelligent qui, cherchant un remède à la souffrance de ses semblables, s'étant adonné à la lecture des économistes, s'est montré très-expert dans la question.

« Nous ne doutons pas, continue-t-il, qu'un jour tous ces moyens puissants de production ne contribuent au bien-être général; mais, aujourd'hui, il n'en est pas ainsi; au contraire, plus l'industrie s'enrichit et fait de nouvelles découvertes, plus on produit, et plus aussi la misère du prolétaire augmente.

La concurrence telle qu'elle existe maintenant, c'est-à-dire sans tarifs ni lois réglant le travail, amène la diminution des salaires, le chômage, l'anarchie et les *mauvaises mœurs*.

La libre concurrence ne force pas seulement à diminuer les salaires, elle a bien plus encore pour résultat de laisser, par intervalles, les ouvriers sans travail.

« Elle est cause de l'essor prodigieux qu'a pris l'industrie, ainsi que de la production, souvent surabondante, des objets manufacturés, de l'encombrement des magasins, de la dépréciation des marchandises, de la ruine d'un grand nombre de fabricants, et de beaucoup de crises, de beaucoup d'oscillations dans les taux des salaires , qui sont si nuisibles aux ouvriers (1). »

. Le mauvais classement des travailleurs, aussi bien que la mobilité et l'insuffisance des salaires tendent à la dissolution de la famille. « Tout mariage (2) est un accroissement de charges, pourquoi la pauvreté s'accouplerait-elle à la pauvreté ?..... Voilà donc la famille faisant place au concubinage ; l'inévitable conséquence de cette vie commune dans nos ateliers, est que la fabrique devient une école d'immoralité. » Le mariage est un sujet d'effroi ; c'est une chaîne de misère que beaucoup ne se sentent pas la force de porter.

Déjà, Prost de Royer, un des magistrats , qui au milieu du siècle dernier ont le mieux servi et le plus honoré notre ville , frappé des maux que la prostitution y entretenait, en a indiqué ces suites désastreuses ; et l'a flétrie avec énergie dans ses ouvrages. « J'ai toujours regardé Lyon , écrivait J.-J. Rousseau (3), comme la ville de l'Europe où règne la plus affreuse corruption.» Ce passage pris à la lettre serait une calomnie, surtout s'il n'avait été établi que sur deux faits

____

(1) Villermé, *Tableau de l'état physique et moral des ouvriers.* (Paris 1840.)

(2) L. Blanc, *Loco citato.*

(3) Première partie, liv. IV de ses *Confessions.*

isolés. Mais nous avons quelque raison de croire que Rousseau, avant de porter ce jugement sévère, connaissait l'état général de la société dans un pays où il avait séjourné à diverses reprises.

Le docteur Etienne Ste-Marie, dans ses lectures relatives à la police médicale, établit en 1829, comme résultat de ses observations, que la prostitution dans notre ville va toujours en augmentant : « Lyon ne le cède peut-être à aucune des villes qui passent pour les plus corrompues de l'Europe, telles que Berlin, Amsterdam, Venise, Berne, etc.....»

Pour diminuer la somme de ses privations, la femme vit dans le célibat ; pour accroître son bien-être, elle use du principal moyen qu'elle possède, de son influence sur les passions. Au sein de notre grande ville, les filles du peuple, isolées, souvent éloignées de leurs parents, peuvent facilement cacher leur inconduite, dérober leurs actions à une surveillance très-incomplète ; et des ouvrières pauvres sans travail qui seraient restées sages dans leur pays ou dans leur famille, se laissent aller au libertinage, sans retenue, sans crainte, et par nécessité, au milieu de conditions si périlleuses pour elles.

« Au lieu de se récrier sans cesse contre la dissolution des mœurs, ne serait-il pas plus simple, plus sage et plus juste d'en chercher les causes et d'y remédier (1)?

« Elles se trouvent dans l'insuffisance des salaires et le manque de travail qui amènent à leur suite la détresse, la misère, puis la prostitution. »

Quelque minime que soit la journée de l'homme, celle de la femme est encore de moitié ou des deux tiers moindre. L'ouvrière est contrainte à des fatigues, à des labeurs qui engendrent de fréquentes maladies qui viennent augmenter encore les souffrances qui sont particulières à son sexe, que les hommes ne connaissent pas.

Pourra-t-on blâmer les femmes dans leurs erreurs, après ces paroles graves de Villermé (2), qui les trouve plus à plaindre que les prostituées :

« Si je compare l'existence de ces femmes (3) à celles des ouvrières obligées de mener une vie sédentaire, et de s'exténuer de travail pour pourvoir à leurs besoins, ces dernières me paraîtront plus misérables que les autres. »

Ainsi, le manque d'ouvrage, étant la source la plus constante de la détresse du peuple, c'est de lui, en partie, que découlent toutes les corruptions. De toutes les causes de la prostitution, ajoute le docteur Villermé, il n'en est pas de plus

(1) Adolphe Boyer.

(2) Villermé , *Tableau physique et moral de l'état des ouvriers.*

(3) Les filles publiques.

active que le défaut de travail et la misère, suite inévitable de salaires insuffisants. Que gagnent nos lingères, nos couturières, nos ravaudeuses, et généralement, celles qui s'occupent d'aiguille?

A chaque instant les travaux des fabriques peuvent être suspendus, et réduire à l'inaction pendant deux ou trois mois des ouvrières qui ont toujours vécu au jour le jour, qui se sont trouvées dans l'impossibilité de faire des économies. « Que peut devenir, dans une pareille circonstance, une malheureuse, isolée, sans instruction première, en proie à toutes les privations, et n'ayant pour perspective que la mort la plus cruelle, celle que détermine la faim! ces considérations sont graves et font faire plus d'une réflexion (1). »

Les effets de cette mauvaise organisation se font ressentir jusque dans l'état de mariage. La misère et la débauche rompent fréquemment les liens qu'avait formé l'esprit d'ordre et de conduite. On comprend que, le foyer de l'ouvrier n'offrant que la perspective du malheur, les liens de famille se détruisent, et que les jeunes gens de l'un et de l'autre sexe répugnent à les contracter.

« Une plaie réelle de l'industrie, me disait un chef d'atelier, est la présence dans les établis-

______

(1) Villermé.

sements, des femmes séparées de leur mari : le nombre en est considérable dans la classe ouvrière. Elles deviennent des sujets de dissipation et de mauvais exemple, elles donnent des conseils dangereux, et sont pour le maître contraint de les employer, d'un revenu presque nul. Occupées aux ouvrages les plus légers, les moins rétribués, constamment malades ou enceintes, le travail ne suffit pas à leur subsistance ; leur journée est courte, ne se prolonge jamais le soir ; elles couchent rarement dans le lieu où se trouve leur métier, la prostitution est leur véritable moyen d'existence. »

Si, par de bonnes dispositions, par un heureux concours d'événements, une jeune femme n'a pas cédé à la dépravation qui semble la presser de toutes parts, trop souvent elle n'est point assez puissante pour résister à la tentation qui revêt des formes plus brillantes, paraît l'élever pour la mettre à l'abri de la misère, lorsqu'elle n'a pour tout bien qu'un métier en souffrance ou en repos. C'est des rangs supérieurs de la société que part alors l'excitation à la débauche. Tous les jours, l'ouvrière rencontre un séducteur dans l'homme dont elle attend travail et protection.

Une cause active des mauvaises mœurs existe dans l'oisiveté des jeunes gens de *bonne famille*, qui considèrent comme un heureux et agréable

passe-temps la séduction d'une *fille du peuple* (1);
« Ils commencent par là leur apprentissage de
courtoisie et de galanterie, pour aller sans doute
plus tard porter l'adultère dans la bonne société.
Plus tard aussi la jeune fille se prostitue au coin
d'une rue, ou meurt dans un hôpital; son séducteur fait partie d'une société philanthropique
et morale, et déclame contre la corruption. »

La prostitution est la plus hideuse des plaies
que produise l'inégale répartition des biens de ce
monde. Elle devient la conséquence naturelle des
rapports commerciaux. Nous tenons d'un négociant honorable les paroles suivantes qui donneront
une idée de la généralité du mal : « Il me paraît
bien difficile qu'une jeune fille puisse obtenir
dans la fabrique une occupation régulière , être
assurée d'un travail soutenu, si elle ne se soumet
pas aux exigences d'un ou de deux protecteurs qui,
alors, sont intéressés à l'employer. »

C'est l'homme qui impose à la femme la
chasteté pour vertu, et c'est lui qui, le premier,
enseigne à mépriser ce sentiment. Plus les exemples tombent de haut, plus ils font une impression
profonde. La corruption des derniers citoyens
ne s'étend que dans l'obscurité, elle ne remonte
que rarement d'une classe subalterne à une autre

____

(1) Adolphe Boyer, *ouvrage déjà cité.*

supérieure. Mais, quand le vice est répandu par les hommes qui disposent du pouvoir et de la fortune, il agit avec plus d'activité sur les masses. Que peuvent les lois faites dans l'intérêt des mœurs, quand ces lois sont outragées par ceux-mêmes qui, en sentant bien toute l'importance, devraient les faire respecter?

Ces relations passagères, que le plaisir, la séduction, ou la nécessité contractent, renouvellent et changent à chaque instant, sont incontestablement plus communes que jamais dans la société actuelle. Le concubinage semble passé dans nos mœurs; heureusement que nos lois n'ont pas la même sévérité que le code pénal de l'Ohio (Etats-Unis d'Amérique), qui punit rigoureusement les rapports entre les hommes et les femmes non mariés. Beaucoup de femmes cachent leur inconduite derrière un métier d'ouvrières en soie, une broderie, un châle à franger, une mécanique à devider. Voulant déterminer le nombre par des chiffres, nous avons suivi les calculs établis par divers auteurs contemporains; leurs estimations sont bien opposées entre elles. Un médecin qui pratique son art, depuis de longues années, dans notre ville, et dont les recherches ont eu pour objet les faits dont il s'agit, porte à trois mille le nombre des femmes dans ces conditions malheureuses. Le docteur Sainte-

Marie (1) l'élève à un chiffre bien supérieur ; les notes qui nous ont été transmises à la mairie n'évaluent qu'à mille ou onze cent, un nombre qui, suivant nos remarques et celles de plusieurs observateurs lyonnais très-circonspects, mérite d'être fixé au quadruple. D'après ces données, que nous avons lieu de penser exactes, si nous portons seulement à deux cent mille âmes, l'ensemble de notre population, (en comprenant les faubourgs), nous trouvons *une* femme se livrant au libertinage sur cinquante individus.

Ainsi, le rapport est de 1 sur 50.

Admettant que les femmes entrent, à Lyon, pour moitié dans ce chiffre de deux cent mille habitants, il reste une femme sur 25, qui s'adonne à la débauche: comme un quart à peine, par sa position, par son âge, tombe dans les conditions que le vice exige, nous arrivons à cette proportion énorme, de rencontrer une femme sur dix, vivant dans le désordre.

Nous ne comprenons point dans ces calculs les femmes incrites à la mairie, qui se prostituent publiquement, aux yeux de tous; mais, nous le répétons, simplement celles qui n'ont pas perdu tout sentiment de pudeur, qui essaient encore de voiler leur inconduite.

____

(1) *Lecture VIe de police médicale.*

Tenant à des causes qui varient, la prostitution dans notre cité, sait revêtir des formes qui sont loin d'être toujours les mêmes. Tantôt, marchant tête levée, elle étale avec effronterie sa honte à tous les regards; tantôt moins franche et non moins redoutable, elle se cache à demi, garde les dehors de la pauvreté, du travail ou du malheur; plus certaine de répandre son poison, elle parvient au but qu'elle se propose. On peut, comme dans la plupart des grandes villes, établir à Lyon, trois divisions principales, parmi les femmes qui vivent de la prostitution ou qui s'y abandonnent; de ces trois classes, une seule est soumise à des mesures sanitaires. Déjà nous avons parlé de la première avec détail; elle est la plus répandue; elle se compose de jeunes filles, d'ouvrières de toute nature, cherchant le plaisir dans le libertinage, et en retirant un supplément de salaire que la profession ne fournit pas à leurs besoins. La statistique de la France dressée en 1837, par ordre du gouvernement, démontre la puissante influence des causes admises par nous. Elle établit que cette vie en communauté possède à Lyon une action très-sensible sur le nombre des naissances illégitimes: « Sur trois enfants nouveau-nés, nous trouvons au moins un enfant naturel (1). » Consultant les registres des hôpitaux

____

(1) *Statistique*, pag. 457.

et l'expérience médicale, nous apprenons que c'est principalement parmi ces enfants naturels nés à Lyon, que l'affection syphilitique exerce ses ravages. Ce fait est signalé dans tous les rapports des chirurgiens de notre Hospice de la Maternité. Si on veut comparer le nombre de ces enfants malades dans notre ville, avec celui que fournissent certaines contrées environnantes, où les conditions de travail ne sont pas les mêmes, on acquerra la triste certitude que le mal est plus commun à Lyon, et qu'il s'y montre sous la dépendance des causes que nous signalons.

Dans notre régime industriel, la difficulté de répression est extrême, la répression même est impossible; il ne suffit pas d'indiquer le vice, les sermons en matière de morale et d'économie ne peuvent rien produire; pour obtenir des résultats positifs, c'est le travail qu'il faut prêcher, qu'il faut organiser surtout; en face d'une population qui augmente et qui souffre, c'est à l'accroissement des richesses qu'il faut s'appliquer. Nous entrevoyons dans l'association un moyen de diminuer, d'arrêter peut-être le mal; mais, dès cette heure (1), ce n'est plus un remède à l'état actuel, c'est une transformation sociale, c'est un état nouveau; des jalons intermédiaires sont nécessaires pour y parvenir.

1) E. Buret.

Les femmes qui, en dehors du mariage, vivent en ménage, ou sont censées n'avoir de rapport qu'avec un seul homme, veulent être classées dans l'espèce dont nous parlons. Leur conduite est loin de présenter les garanties que pourraient faire espérer les sacrifices, les dépenses qu'elles occasionnent, et le bien-être dans lequel elles sont momentanément placées. Ces filles entretenues, quelques-unes ayant la prétention de se ranger parmi les artistes, propagent la maladie vénérienne dans les rangs élevés. La fortune devient alors la cause de ce fléau ; la société est ainsi corrompue non seulement par la misère du peuple, mais encore par les passions des riches. Tous les hommes chargés, dans notre ville, du soin de la santé publique, ont constaté l'existence du mal ; tous en désirent la réforme, mais jusqu'ici, aucun n'a indiqué les moyens de l'atteindre.

La seconde division est constituée par ces filles qui ayant l'habitude, la pratique du vice, ne veulent ou ne peuvent point en accepter les conséquences vis-à-vis du monde ; moitié par besoin ou vanité, moitié par libertinage, elles se rendent chez des femmes joignant d'une manière occulte, à l'exercice d'une profession quelconque, le trafic de la débauche. Cette prostitution improprement appelée *clandestine*, échappe à l'action des magistrats. La jeune fille coupable, lorsqu'elle est malade, néglige sa guérison par misère, par ignorance, ou par honte; elle cache avec habileté sa faute, aggrave son état, et propage le mal par sa persévérance dans le vice; elle devient plus dangereuse cent fois que la prostituée soumise et reconnue. Le docteur Parent-Duchâtelet et, après lui, Béraud assurent que sur trois filles qui se trouvent dans cette position, il faut en admettre une au moins affectée de maladie vénérienne.

« Les maisons clandestines, dans l'espace de douze ans, me disait un employé supérieur de la police, ont plus que doublé à Lyon; de huit à dix, elles se sont élevées à vingt ou vingt-deux : elles se fondent, en général, au sein des plus riches et des plus paisibles quartiers; c'est un choix qui a le double but de détourner l'attention, la surveillance du pouvoir, et d'attirer les hommes haut placés par la fortune sinon par la moralité.

« Les filles qui résident seules, habitent en chambre, reçoivent chez elles, appartiennent également à cette catégorie. La plupart habiles dans l'art de la prostitution, ont feint de l'abandonner; connaissant les ruses du métier, elles s'aperçoivent qu'elles sont dupes ou victimes de la cupidité des maîtresses de maison; elles les quittent pour améliorer leur sort, accroître leurs bénéfices en augmentant leur liberté individuelle. Elles se mettent non pas à l'abri des soupçons et de la connaissance de la police de salubrité, mais en dehors de ses visites et de ses atteintes. »

Un de nos collègues chargé de l'inspection sanitaire, d'accord dans ses calculs, avec un employé principal de la mairie (Bureau des mœurs), d'accord avec nous-même, évalue à près de deux cents, les femmes qui composent cette deuxième classe. Constater leur existence, c'est révéler leurs dangers qui se trouveront, au reste, dévoilés longuement, lorsque nous traiterons des filles publiques insoumises.

On rencontre dans notre société des membres qui ne subsistent qu'à son détriment, ils consomment sans rien produire ; les facultés, les ressources qu'ils tiennent de la nature ne sont jamais dirigées vers un but utile : ainsi font les *prostituées reconnues, enregistrées.* Elles forment la troisième et dernière classe établie par nous. En général, belles ou robustes dans le principe, mais paresseuses et mauvaises, la seule mission qu'elles s'arrogent semble être d'entretenir la débauche, et de multiplier la maladie vénérienne. Elles dissipent dans les excès, les produits d'une vie licencieuse ; si elles s'arrêtent au milieu de leur carrière, c'est pour tomber prématurément dans les cadres des bureaux de bienfaisance, dans les hôpitaux, les dépôts de mendicité, les maisons de refuge. Leurs facultés, leur organisation physique auraient dû les garantir d'une pareille destinée ; elles auraient rencontré dans le travail, dans le bon emploi de leurs forces, une existence modeste, souvent pauvre, mais toujours honorable.

Ne pouvant espérer de détruire la prostitution qui a résisté à la flétrissure, aux peines sévères portées contre elle à diverses époques, les administrateurs modernes ont voulu par une surveillance active, par des soins hygiéniques, opposer des obstacles à l'invasion des maux qui en sont les résultats permanents. Nous avons indiqué quelques mesures adoptées dans notre ville, par les anciens législateurs, voyons actuellement les précautions que la crainte, ou la présence du vice a suggérées à nos magistrats : les unes concernent le vice lui-même, les autres s'adressent aux maladies qu'il voit naître sous ses pas.

Depuis 1802 jusqu'à nos jours, une série de rapports des agents de l'autorité, des notes conservées dans les cartons de la mairie, diverses publications faites par nos compatriotes, constatent en même temps l'existence de la prostitution, son accroissement progressif et ses ravages, mais elles ne fournissent point de données précises sur le

nombre de ses suppôts ou de ses victimes. Des
documents officiels authentiques ne se rencontrent
nulle part avant 1820; jusque là, les calculs établis
ne sont en quelque sorte qu'approximatifs. Dans
la statistique qui suit, il a été tenu compte de tous
les éléments, de tous les matériaux épars, disséminés çà et là ; malgré nos efforts, nous n'avons
point la prétention de donner des chiffres à l'abri
de toute erreur : si nous nous sommes trompé,
on verra que c'est en amoindrissant le mal
plutôt qu'en le grossissant, que la faute a été
commise.

Après les malheurs inévitables des temps de
révolution, lorsque l'ordre et le calme furent
rétablis dans notre ville, en 1803, le commissaire
général de police Dubois sentit et proclama, le
premier, l'indispensable nécessité de réprimer la
prostitution, foyer énergique de la syphilis. Il
aida à la création de l'hospice de l'Antiquaille
dont il est resté, depuis ce moment, un des généreux bienfaiteurs ; il traça les premiers règlements
pour la visite des filles. L'urgence de ces sages
mesures les fit approuver et adopter immédiatement ; à leur début, elles rendirent déjà d'importants services, bien qu'elles fussent très-incomplètes.

Quelques années auparavant, tous les malades
atteints de la vérole étaient abandonnés à eux-

mêmes, sans secours, ou emprisonnés pêle-mêle dans le dépôt de mendicité, à la *Quarantaine*, avec les mendiants, les indigents insensés, les femmes de mauvaise vie condamnées à la réclusion (1).

Nous voyons par les anciens registres de l'hospice que, dans l'espace de quatre ans, de 1806 à 1809, 2500 vénériens privilégiés reçurent des secours. Dans ce nombre, les filles entrent seulement pour moitié. Nous devons faire observer que les affections dartreuses, également admises, n'étaient point encore notées séparément; il est donc probable que ce relevé contient au moins un cinquième d'affections de la peau, étrangères à la maladie que nous décrivons; il ne reste plus ainsi que 2,000 sujets environ, guéris pas les soins de l'autorité, ou placés par elle dans l'impossibilité de propager la contagion.

C'est en 1810, sur la demande, et d'après un rapport du docteur Martin de St-Genis, que cette distinction fut faite dans l'hospice, que la classification eut lieu: c'est alors aussi (octobre 1810), que le maire, M. le comte Fay de Sathonay, jeta en ville les bases d'un service sanitaire régulier. La syphilis était si multipliée, que l'hospice ne pou-

____

(1) Verninac, *Description physique et politique du département du Rhône.*

vait répondre à toutes les demandes d'admission ;
souvent lorsqu'une fille était déclarée malade,
on la laissait languir en prison jusqu'à ce qu'une
place vacante permît de la recevoir. Ce vice d'organisation s'est continué jusqu'à ces dernières années ; on conçoit sans peine l'influence qu'il a dû
exercer sur la santé publique, et les efforts des
femmes pour se soustraire par tous les moyens
possibles à ces rigueurs préventives.

Suivant le compte rendu du chirurgien de l'hospice, 554 vénériens furent traités à l'Antiquaille
dans le cours de cette même année 1810 ; la visite
de salubrité n'avait encore lieu dans les maisons,
en ville que tous les mois; ce n'est que depuis 1830,
qu'elle s'effectue tous les quinze jours : quatre
médecins seulement étaient désignés pour cette
inspection ; en 1815, M. de Fargues choisit autant
de médecins qu'il y avait d'arrondissements de
police (1). La visite ne s'étendait pas sur plus
de 180 prostituées ; elle en envoyait à l'hospice
de 320 à 330 par an; sur ce chiffre 80 à 90 au
plus, étaient dartreuses ou malades de la gale ; la
proportion des femmes frappées de la syphilis
était dans le rapport de 1 à 7.

Du 25 août 1813 au 31 decembre 1820,

____

(1) M. le docteur Lusterbourg, *Rapport au conseil de salubrité*,
mai 1835.

2250 filles ont été reçues à l'Antiquaille, ce qui fait à peu près trois cent dix par année: en déduisant les affections de la peau, il n'en reste plus, terme moyen, que deux cent vingt. Dans ce laps de temps, les graves événements politiques qui ont pesé sur notre patrie, n'ont plus permis la surveillance sérieuse de la prostitution; ils ont changé momentanément la population de l'hospice, en augmentant ses dépenses. Ainsi, en 1814, sur 673 vénériens, il ne s'est rencontré que 171 filles publiques de Lyon. Les autres malades ont été des soldats, des étrangers, des femmes de leur suite. En 1815, cette différence s'est effacée; 226 filles publiques ont été admises, le nombre des autres malades a baissé, s'est réduit à 340 étrangers, vénériens civils, envoyés par l'autorité, ou payants.

En 1816, les vénériens ont été reçus au nombre de 554 à l'Antiquaille; parmi ces malades on a compté 243 prostituées. Les femmes réunies dans les infirmeries n'ont jamais dépassé 68, le chiffre le plus bas a été de 17.

Depuis ce moment, ce sont les femmes auxquelles, dès son origine, l'hospice était spécialement destiné, qui ont eu la plus large part dans la distribution des secours fournis aux maladies syphilitiques. En 1820, sur 95 sujets infectés, il y avait 64 prostituées, 57 frappées de la vérole·

Le nombre des filles inscrites à la mairie était alors de 220 à 230 environ; 255 furent, dans l'année, renfermées à l'hospice de l'Antiquaille. La contagion se montrait dans le rapport de 1 à 11 1/2.

De 1820 à 1830, la paix, les alternatives de prospérité et de crises industrielles ont été la source de changements notables dans l'état de notre ville; ces changements ont exercé une influence directe sur la prostitution, sur sa fréquence, sur ses formes diverses.

Des notes prises sur l'année 1826 nous rappellent qu'après un temps heureux, ayant attiré du dehors dans nos fabriques un grand nombre d'ouvriers, le travail cessa tout-à-coup, durant le mauvais hiver : la misère devint extrême; toute la population accourue auparavant des campagnes voisines, ne pouvant se remettre aux fatigues de l'agriculture, resta en majeure partie indigente, oisive dans nos murs : les corps affaiblis par le régime de la ville, par les travaux sédentaires, ne conservaient plus assez de vigueur pour reprendre leurs premières occupations. Le dévouement, la charité si généreuse parmi nous, ne pouvaient suffire à tous les besoins; et trop souvent, la nécessité, aussi bien que le vice, vint, dans ces tristes circonstances, étouffer la voix de la morale.

180 malades dans l'espace de trois mois, frap-

pèrent à la porte de l'Antiquaille; parmi elles, se trouvaient les deux tiers de jeunes ouvrières que la prostitution clandestine avait souillées. Cette cause ne fut que temporaire, et bientôt la source principale de la contagion se retrouva de nouveau dans l'existence de conditions meilleures pour notre industrie.

Telle est l'organisation du travail, que des faits diamétralement opposés amènent des résultats analogues; seulement, ils agissent par des voies différentes. C'est surtout dans les instants de prospérité industrielle que les maisons de tolérance se multiplient à Lyon : de 50 et quelques, on les a vues s'élever rapidement alors à 70, et même à 75; le nombre des filles *enregistrées* est monté de 236 à 350. Les moments de crises commerciales, de chômage, ne sont point ceux où les filles publiques *enregistrées* augmentent en nombre; il y a, au contraire, à ces époques, des déclarations, des inscriptions moins fréquentes; un changement s'opère, une légère diminution se fait remarquer. Des filles disparaissent assez ordinairement; des maisons se ferment ou retranchent de leur personnel.

Nous avons cru utile de reproduire ici ces travaux statistiques; ils constituent un des termes capables de nous permettre d'arriver à la solution de la question : nous sommes loin toutefois de considérer les états de la mairie et les registres de l'hospice de l'Antiquaille comme donnant la mesure précise du mal. Qu'on inspecte les maisons clandestines; qu'on poursuive les filles en chambres, qui, aujourd'hui, à la mairie, sont estimées à 30 ou 35 seulement; qu'on recherche les femmes en cabinets, dans les hôtels garnis, et l'on sera dans le vrai en quadruplant ces chiffres: c'est donc avec une quadruple intensité que la maladie se propage.

A diverses reprises, durant la mauvaise saison, durant l'hiver, par exemple, nous avons compté à l'Antiquaille dans les infirmeries jusqu'à 85 et 90 malades; mais dans l'été, lorsque la vie matérielle est facile, lorsque la fuite est aisée, lorsque les moyens d'échapper à la surveillance sont plus sûrs, moins dispendieux, il est des moments où 16 à 18 femmes vénériennes sont traitées dans nos salles presque vides. C'est là, du moins, ce que nous avons observé en 1834 et 1835, ce qu'a remarqué aussi le docteur Bienvenu dans les années suivantes. Aujourd'hui, le chiffre des malades présentes dans les salles ne descend jamais au dessous de 40, et il monte jusqu'à 110 et 120.

Nous terminerons ces recherches par le relevé exact du mouvement de la maison, durant les 11 années qui viennent de s'écouler; il porte sur l'ensemble de la population.

ANNÉES.	FILLES PUBLIQUES VÉNÉRIENNES.		FEMMES VÉNÉRIENNES.		TOTAL des ENTRÉES.	NOMBRE porté AU COMPTE MORAL.	VÉNÉRIENS.		TOTAL des ENTRÉES.	NOMBRE porté AU COMPTE MORAL.
	DE LYON.	AUTRES, mais y demeurant.	DE LYON, les femmes payantes comprises.	AUTRES.			DE LYON, les payants compris.	AUTRES, y demeurant.		
1830	26	86	61	289	462	»	82	221	303	»
1831	rien trouvé de fixe.	»	105	478	583	585	91	182	273	280
1832	Le nombre n'est pas désigné.	»	124	485	609	619	56	133	189	206
1833	Le pays n'est pas indiqué.	1	90	399	490	505	61	166	227	238
1834	2	23	95	416	536	553	77	218	295	316
1835	43	178	42	243	506	527	64	226	290	323
1836	33	228	41	198	500	504	89	223	312	337
1837	42	192	85	136	405	443	97	223	320	349
1838	30	169	43	120	362	417	118	255	373	426
1839	33	183	43	171	430	521	97	301	398	475
1840	68	245	147	218	668	787	176	400	576	618

Dans les dix premiers mois de l'année 1841, 521 femmes vénériennes ont été admises à l'hospice de l'Antiquaille, par ordre et aux frais de la mairie de Lyon; sur ce nombre 228 sont portées sur les contrôles comme filles publiques, 293 comme ouvrières.

Toutes habitent Lyon même, 124 y sont nées, ou dans les pays circonvoisins.

La Guillotière, dans le même intervalle, a envoyé simplement 40 malades, 30 de la catégorie des prostituées.

Les départements de l'Ardèche, de la Loire, de Saône-et-Loire, ont fait admettre 14 individus sur lesquels il y avait six filles publiques.

10 malades seulement ont été reçues sur la proposition du préfet, et sur les fonds du département du Rhône.

Dans les salles payantes, 82 femmes ont été traitées : 63 étaient de Lyon ou habitaient la ville même; 7 étaient de la Croix-Rousse (faubourg de Lyon); 4 de la Guillotière; les autres venaient du département du Rhône, de l'Isère, de la Loire, de Saône-et-Loire, etc.....

Bien que la police sanitaire n'agisse que très-mollement dans notre ville, elle a fait monter à l'Antiquaille 35 prostituées *clandestines* dans cet espace de trois cents jours. C'étaient pour la plupart de très-jeunes sujets.

4

Jusqu'en 1835, la prostitution a été tolérée à Lyon, dès l'âge de 15 à 16 ans; mais, depuis cette époque, elle n'a plus été permise qu'à la vingt-unième année. Cette mesure sage en elle-même, prêtant appui à l'autorité paternelle, fondée sur les articles 372, 374 du code civil, et 334 du code pénal, entraîne dans son application certains inconvénients. «J'ai vu cinq ou six fois, me disait un inspecteur, l'autorité sévir à outrance contre la prostitution des mineures dans les maisons; le résultat a été de les faire disparaître presque en totalité, mais je les ai constamment retrouvées en ville, continuant leur métier dans des établissements où elles savaient que la visite ne se faisait point. »

Lorsqu'une fille mineure sollicite son inscription sur le tableau des prostituées, il n'est que trop certain qu'elle n'en est pas venue là sans avoir pratiqué le libertinage. Flétrie déjà, il n'y a plus pour elle d'autre espoir, d'autre pensée que le vice : le privilége de la police n'est plus qu'une formalité, en rejetant sa demande on la place inévitablement parmi les filles clandestines.

L'exclusion des mineures en 1835 est la principale, est même la seule cause de la diminution des filles qui a semblé s'opérer depuis lors, dans les maisons de tolérance; elle n'est point une preuve de la diminution du vice ou de la maladie. De 360 le nombre des filles publiques enregistrées est descendu à 280. Les mœurs, la santé publique n'ont rien gagné à ce changement ; au contraire, elles éprouvent de plus cruelles atteintes.

Des abus graves accompagnent la violation permanente des arrêtés de police ; les *maîtresses* savent éluder les règlements, elles obtiennent, par méprise ou fraude, des cartes pour des filles que la loi repousse, et parviennent aisément à empêcher des investigations sérieuses.

En général, sur sa déclaration, une fille publique à Lyon a toujours de 21 à 23 ans, pour satisfaire à la fois aux exigences de l'autorité et à celles de la coquetterie. Suivant les relevés officiels des années 1840 et 1841, voici les chiffres véritables.

A l'hospice de l'Antiquaille, sur 626 femmes nous avons compté 98 malades au dessous de 20 ans ; 23 n'avaient pas dépassé 12 ans ; c'étaient des enfants entachés à leur naissance ou souillés plus tard par une hideuse brutalité ; les autres sujets provenaient de la prostitution clandestine, ou étaient des domestiques, des ouvrières qui avaient cédé aux éléments de corruption qui s'étaient rencontrés sur leur passage.

312 femmes accusaient et prouvaient de 20 à

25 ans ; 128 dépassaient 25 ans, et restaient encore en deçà de 31 ans. Enfin 88 avaient de 31 à 63 ans ; plusieurs malades étaient dans les 48e, 51e, 59e, et 63e années de leur âge (1).

Nous nous sommes efforcé de déterminer la patrie du plus grand nombre des femmes qui dans notre ville se livrent à la prostitution ; les registres de l'Hôtel-de-Ville sont muets à cet égard. La statistique des dernières années de l'hospice de l'Antiquaille nous fournit les éclaircissements qui suivent :

Sur 600 femmes habitant Lyon, et traitées à l'hospice pour des affections vénériennes,

196 étaient originaires de la ville même.

  7 de la Croix-Rousse.

  4 de la Guillotière.

 64 du département de l'Isère.

 52 des départements de la Loire, Haute-Loire.

 45 du département de Saône-et-Loire.

 36 du département de l'Ain.

 38 des départements du Jura et du Doubs.

 19 des départements de la Drôme, de l'Ardèche et des Hautes-Alpes.

---

(1) Ces calculs, aussi bien que ceux qui précèdent et qui suivent, ont toujours été faits par nous durant plusieurs années ; ils nous ont fourni constamment des résultats qui ne présentaient que de très-légères différences. C'est pour éviter des répétitions que nous ne donnons, en général, que les relevés d'une seule année, autant que possible de la plus récente.

   12 du département de la Côte-d'Or.

   18 des départements du Haut et du Bas-Rhin,
       du Nord, de la Moselle, de la Meurthe,
       de la Meuse, des Ardennes.

    9 du Cantal, du Puy-de-Dôme, de la Gironde.

   14 de la Savoie.

   11 de la Suisse.

    4 du département de la Seine, de Paris ou
       des départements circonvoisins.

    3 de la Prusse, du duché de Bade, Alle-
       magne.

Les autres étaient indistinctement arrivées de tous les points du royaume : leur présence à Lyon était l'effet du hasard plutôt que le résultat des rapports qui liaient leur pays à notre ville.

Parmi les prostituées nées à Lyon, un huitième sort de l'hospice de la Charité, appartient à la catégorie des enfants trouvés. On sera peut-être surpris du petit nombre de femmes qui nous arrivent de Paris; mais le docteur Parent Du-châtelet avait déjà constaté ce fait : sur 1206 prostituées qui ont quitté la capitale, dit-il (1), 22 seulement ont pris des passeports pour Lyon, et la plupart avec le projet de renoncer à leur métier.

Nous n'avons rien trouvé de précis sur les con-

____

(1) *De la prostitution dans la ville de Paris.*

trôles de la mairie qui nous permît de déterminer les occupations auxquelles se livraient antérieurement les filles publiques : cherchant ailleurs la solution de ce problème, les inscriptions faites à l'Antiquaille durant les années qui viennent de s'écouler, nous ont révélé les particularités ci-après :

Sur 630 femmes enregistrées à l'hospice comme malades :

305 ont été portées comme filles publiques à Lyon (1).

66 comme filles domestiques, femmes de ménage.

60 comme couturières, lingères, tailleuses, giletières, faiseuses de corsets.

54 comme ouvrières en soie, travaillant sur le métier.

37 comme devideuses, ourdisseuses, cannetières.

29 sans professions connues.

16 comme frangeuses.

16 comme repasseuses, blanchisseuses.

(1) Les métiers auxquels se livraient les prostituées avant leur inscription à la police, étaient, en général, sujets à des chômages prolongés, très-faiblement rétribués, s'exécutaient dans les ateliers, ou retenaient les filles isolées, en dehors de la surveillance de leur famille, ou faisaient naître en elles des goûts de luxe, de dissipation, qu'il ne leur était pas permis de satisfaire par le produit de leur travail.

11 comme brodeuses, modistes, gantières.

9 comme ovalistes.

5 comme faiseuses de parapluies.

5 comme revendeuses, marchandes.

3 comme chanteuses ambulantes.

3 comme déjarreuses de chapeaux.

3 comme fileuses.

3 comme cartonnières.

2 comme bordeuses.

2 comme rentières.

1 comme institutrice.
____

630 (1).

Sur ce nombre la majorité était grossière, ignorante, sans instruction : 10 ou 12 de ces femmes seulement avaient reçu une éducation soignée et appartenaient à des familles considérées dans le monde.

Là division, la répartition des filles publiques dans les différents quartiers de la ville, n'est point

(1) Ce relevé était fait et publié depuis long-temps, lorsqu'a paru l'ouvrage de M. Descuret : *La Médecine des passions*. L'auteur voulant établir l'influence des professions sur le vice a dressé lui-même des tableaux, ou a emprunté ceux qui se trouvent dans Parent-Duchâtelet ; ces recherches présentent avec les nôtres une parfaite concordance : ce sont les mêmes causes qui agissent dans les mêmes conditions, elles devaient nécessairement produire des effets semblables. Ces femmes qui entrent une première fois à l'Antiquaille comme ouvrières, pauvres et malades, souvent y rentrent bientôt comme filles publiques déclarées, et vénériennes.

égale; les neuf arrondissements ne sont pas chargés de la même manière. Le mouvement général varie tous les mois, comme on peut s'en assurer par ces relevés statistiques; nous les devons, ainsi que d'autres notes intéressantes, à l'obligeance de notre ami le docteur Alexandre Jambon : sa position spéciale est une garantie certaine de leur rigoureuse exactitude.

Femmes inscrites à la Mairie et visitées par les médecins.

En juillet 1840.		En août 1840.	
	Femmes.		Femmes.
Arrond. de l'Hôtel-Dieu. . .	48	Arrond. de l'Hôtel-Dieu. . .	45
— du Collége.	47	— du Collége.	51
— du Jardin-des-Pl . .	6	— du Jardin-des-Pl. .	7
— du quai Villeroi. . .	14	— quai Villeroi	17
— de la Métropole . .	16	— de la Métropole . .	13
— des Célestins. . . .	38	— des Célestins. . . .	33
— du Palais-des-Arts. .	79	— du Palais-des-Arts. .	92
— de l'Hôtel-de-Ville .	8	— de l'Hôtel-de-Ville .	5
— de Perrache. . . .	33	— de Perrache	30
Total. . . .	289		293

Le nombre des maisons est ainsi réparti dans les divers quartiers de la ville :

L'arrond. de l'Hôtel-Dieu renferme	13 à 14	dont	7 à 8	principales.
— du Collége	id.	13 à 14	dont 8 à 9	id.
— du quai Villeroi	id.	7 à 8	dont 2 à 3	id.
— du Jard.-des-Pl.	id.	2	dont 0 à 0	id.
— Métropole . . .	id.	8	dont 0 à 0	id.
— des Célestins.	id.	4	dont 4	id.
— de Perrache.	id.	6 à 7	dont 4	id.
— du Pal.-des-Arts.	id.	25 à 30	dont 15 à 20	id.
— Hôtel-de-Ville.	id.	1 à 2	dont 0 à 0	id.
Environ 75		maisons.	dont 43 principales.	

La circonscription des arrondissements de police a été très-légèrement modifiée en 1841; quelques changements se rencontrent, en conséquence, dans le nombre des filles de chaque quartier; mais les faits généraux sont restés les mêmes, il ne s'est opéré ni augmentation ni diminution dans les chiffres. Nous croyons qu'il est inutile de retracer des tableaux détaillés comme les précédents, pour chaque arrondissement en particulier, nous nous contenterons de donner le résumé des trois premiers mois de 1841.

Femmes inscrites à la Mairie.

En janvier 1841. . . . . . 273.
En février id. . . . . . . 270.
En mars. . . . . 257.

Parmi ces filles enregistrées à la police, 261 seulement ont été visitées par les médecins-inspecteurs, au mois de janvier 1841.

262 ont été visitées au mois de février 1841.

250 ont été visitées au mois de mars 1841.

Ainsi, terme moyen, neuf femmes, durant ces trois mois, ont éludé l'inspection sanitaire; nous avons, par ce seul fait, de très-fortes raisons de les soupçonner malades.

La rue du *Petit-Soulier*, qui tient à l'arrondissement de l'Hôtel-Dieu, la rue du *Bessard*, qui dépend de l'arrondissement du Palais-des-Arts, la rue de *l'Arbre-Sec* qui entre dans celui du Collége, sont les lieux où se trouvent le plus de prostituées. Les quartiers du haut commerce, de l'ancienne noblesse, du quai St-Clair, de la place Louis-le-Grand n'ont aucune maison publique tolérée : il en est de même pour tous les quais.

Par contre, plusieurs de ces points possèdent des maisons de débauche clandestine.

La dissémination des foyers de la syphilis a les conséquences les plus fâcheuses sur l'état sanitaire de notre cité, par la manière même dont la prostitution s'exerce.

Comme l'indiquent les tableaux qui précèdent, c'est dans les quartiers les plus fréquentés par la classe ouvrière qu'on retrouve le plus de filles publiques. Les rues dans lesquelles sont établis les logeurs, où se retirent, où habitent les ouvriers célibataires, sont celles aussi qui sont infectées par un plus grand nombre de maisons de tolérance. La prostitution y revêt toutes les formes capables de détourner ces hommes de leurs devoirs ; elle les presse sur le pavé des rues, les provoque à tous les instants, les poursuit dans les heures de repos, les harcèle, les conduit encore dans les cafés ou les cabarets organisés en lieux de libertinage : dans ces conditions se trouvent surtout placés les arrondissements de l'Hôtel-

Dieu, du Palais-des-Arts, du Collège et de Perrache; ce sont eux que le peuple hante de préférence, ils fournissent à l'Antiquaille les deux tiers des femmes malades, bien que souvent plusieurs d'entre elles échappent à l'inspection.

A Paris, la police exige que les maisons de tolérance soient éloignées des pensionnats, des collèges, des écoles de la jeunesse. A Lyon, c'est dans l'arrondissement même du Collège qu'on en trouve un plus grand nombre, que les filles sur la voie publique montrent le plus d'effronterie et de licence : c'est en vain que les professeurs, que les familles, que les voisins ont réclamé jusqu'à ce jour auprès de l'administration des mesures répressives d'un tel scandale, les plaintes sont demeurées sans effet. Un homme chargé, il y a quinze mois, de la direction de la police des mœurs, essaya de sages réformes, mais rencontrant dans le mauvais vouloir de ses supérieurs, ou dans la conduite, dans l'intérêt, dans le zèle exagéré de ses subalternes, des obstacles ou des résistances à ses vues utiles, il ne lui a pas été loisible de renouveler les tentatives pour la réussite desquelles sa bonne volonté et ses efforts ont été insuffisants une première fois. Il était de notre devoir de rappeler ces essais, qui durant quelques instants sont parvenus à entraver la provocation au vice sur la voie publique, qui ont contraint

certaines femmes qui tenaient des maisons clandestines, de les déclarer et de soumettre *quelques-unes* de leurs filles à l'inspection sanitaire.

Nous réclamons la reprise de ces projets et le
changement de l'état actuel avec d'autant plus
d'ardeur qu'il nous a été permis comme médecin
de juger de leur indispensable nécessité. Dans le
cours de 1836 à 1840 nous avons eu occasion de
donner des soins à six jeunes gens au-dessous
de dix-neuf ans, élèves encore dans nos écoles,
qui, ayant cédé à la séduction qui s'était offerte
à eux, avaient contracté et traitaient en secret
des accidents syphilitiques.

Leur timidité, leur âge, leur position les auraient sûrement retenus long-temps encore; ils
n'auraient pas osé rechercher d'eux-mêmes le
plaisir auquel ils s'étaient laissé entraîner, si la
prostitution n'était pas venue à eux la première,
ne les avait pas guidés vers le vice, dont ils igno-
raient les dangers. Dans l'espace de trois années,
l'hospice de l'Antiquaille a reçu parmi ses vénériens, dix-huit malades au dessous de vingt
ans : nous en avons observé sept nous-même;
parmi eux, deux avaient onze et douze ans à
peine, un avait quatorze ans, un autre quinze;
les autres étaient âgés de seize à dix-neuf ans.

Lorsque la nature avait besoin de toute sa puissance, de toute son énergie pour le développe-

pement physique des organes, elle était entravée dans sa marche par le virus dont l'action pernicieuse se faisait sentir en venant altérer la constitution. Dans la majorité de ces cas, c'était également à la provocation sur la voie publique, qu'il fallait attribuer le mal.

C'est par une violation flagrante de la loi de 1791 que de tels désordres subsistent ; celle-ci est précise, et condamne à des peines correctionnelles les individus convaincus d'avoir ostensiblement excité à la débauche, ou d'avoir corrompu les jeunes gens de l'un ou de l'autre sexe.

Grâce à certaines améliorations introduites depuis quelques années, dans les secours publics dirigés à Lyon contre la syphilis, la maladie est peut-être moins commune dans les maisons soumises à la surveillance active du pouvoir, mais les bons effets de ces mesures, sont paralysés ou détruits par les circonstances extérieures.

La situation de notre ville, unique, exceptionnelle entre toutes les villes de France, augmente les chances déjà si nombreuses de corruption. Lyon placé entre trois communes qui ne sont véritablement que des faubourgs indépendants du centre, n'agit point sur leur administration, comme l'intérêt du plus grand nombre semblerait l'exiger. Pour tous les faits concernant l'hygiène publique, des mesures générales, uniformes devraient être adoptées; toutefois, dans les localités environnantes, les règles suivies dans notre ville n'ont point cours. Vaise, la Guillotière, les Brotteaux, la Croix-Rousse qui s'enrichissent, prospèrent par la seule proximité de la grande ville, qui lui doivent une partie de leurs habitants, ne font que des sacrifices très-légers pour empêcher l'envahissement de la prostitution et de la maladie vénérienne : ces communes semblent même favoriser ces terribles fléaux, à l'aide desquels subsiste une partie de leur population. C'est dans leurs hôtels, dans leurs cabarets, dans leurs fêtes, dans leurs lieux de débauche, sur lesquels la surveillance est presque nulle, que les ouvriers lyonnais vont de préférence chercher des plaisirs faciles, contractent la maladie, qu'ils viennent ensuite la propager dans nos ateliers et dans leurs familles. C'est à notre ville alors de remédier aux maux qu'elle n'a point engendrés et qu'elle ne peut atteindre dans leur source. De pareilles conditions sont aussi injustes que leurs conséquences sont funestes.

La ville de la Guillotière, les Brotteaux, la Croix-Rousse, Vaise, contiennent aujourd'hui plus de 500 filles publiques qui sont des sources continuelles d'infection. Avant 1830, elles en comptaient à peine 70 ou 80. Les précautions mises en usage dans notre cité ont réagi et réagissent sans cesse sur les contrées environnantes; les filles que la crainte de l'hospice chasse de Lyon, lorsqu'elles sont infectées se réfugient dans les faubourgs; il y a déplacement, mais non pas disparition de la maladie; loin de là, elle devient plus fréquente, trouvant de nouvelles causes de multiplication. Une visite sanitaire est, il est vrai, instituée aujourd'hui dans ces localités, mais elle y est en quelque sorte illusoire; elle constate une partie du mal sans y porter de remèdes efficaces. D'abord, la moitié au plus des prostituées est inscrite sur les registres. Les femmes qui se trouvent en chambres, dans les hôtels garnis, dans bon nombre de cafés-cabarets, échappent à toute investigation. Les autres, lorsqu'elles ont été signalées comme malades n'en restent pas moins souvent en liberté dans les établissements qu'elles fréquentent. Elles sont tenues de se faire soigner à domicile; mais elles ne donnent, elles ne peuvent donner aucune garantie de continence, lorsqu'elles suivent ou sont sensées suivre un traitement (1). Elles continuent leur vie de plaisir, se livrent à tous les excès que leur position en-

(1) La Guillotière a bien, dans ces derniers temps, passé un traité avec la ville de Lyon, pour faire admettre et guérir à l'Antiquaille les filles reconnues malades, mais cette mesure, vu l'état de pénurie du budget municipal, est loin d'être rigoureusement accomplie:

traîne ou suscite; pour être moins gênées, elles
changent quelquefois de quartier; et alors, si
quelque symptôme prend un caractère alarmant,
elles s'abandonnent à un empirique ou à un
herboriste qui leur fournit des drogues aussi
longtemps qu'elles peuvent les payer.

Nous avons acquis la certitude que des hommes
qui s'adonnent à cette coupable industrie, réa-
lisent avec ces malheureuses, des bénéfices considérables. La mairie de ces communes n'a point
un budget qui lui permette de subvenir à toutes
les dépenses que réclame, dans ces cas, l'hygiène
publique; elle n'a point d'hôpital où elle puisse
enfermer ses malades; la ville de Lyon qui soutient l'hospice de l'Antiquaille de ses deniers, ne
veut point, par des charges étrangères, pour les
populations voisines, augmenter la subvention
qu'elle fournit.

Si la femme prostituée repoussée des maisons de
tolérance à cause de la gravité même des accidents
qui l'éprouvent, est contrainte par la violence du
mal de cesser son dangereux commerce dans les
faubourgs, elle va inutilement frapper à la porte
de l'Antiquaille fermée pour elle; il ne lui reste
comme dernière ressource que de se faire arrêter
à Lyon dans l'exercice de son infâme métier; et
jusqu'à ce que *ce bonheur* lui arrive, elle dissé-
mine à tout prix la contagion au sein de la classe

ouvrière. Surprise par la police, elle ne parvient pas toujours au but qu'elle se propose ; reconnue étrangère, renvoyée et conduite par un agent hors de nos murs, elle y rentre quelques instants après. Nous avons vu à l'hospice des femmes malades qui avaient été arrêtées, et relâchées trois et même quatre fois avant que d'être dirigées sur la maison et de subir un traitement. Nous le demandons, à cette heure, un pareil état doit-il subsister long-temps? Comprend-on à présent que la syphilis se multiplie avec rapidité, favorisée par cette sévérité réglementaire, par cette lésinerie administrative ?

Ce n'est point tout encore : les demi-moyens sont plus funestes quelquefois que l'absence complète de toute précaution hygiénique. Lorsqu'une fille, par hasard possédant quelques économies, est atteinte du mal vénérien, il arrive qu'elle se décide d'elle-même à monter à l'hospice de l'Antiquaille; elle entre aux chambres payantes, alors la police n'a plus d'action sur elle; libre de sortir à volonté, elle attend rarement sa parfaite guérison. Sitôt que les phénomènes inflammatoires se sont dissipés, sitôt que le mal semble passé, elle sort, reprend ses habitudes, sans s'inquiéter en aucune façon des suites qu'elles peuvent avoir; les conditions dans lesquelles elle s'est placée durant quelques jours, sont une garantie dont se contente trop souvent l'autorité municipale.

Les réclamations unanimes soit des médecins de l'hospice, soit des médecins-visiteurs, ont fait, depuis peu, réprimer en partie cet abus, que des motifs d'une économie parcimonieuse avait laissé s'établir à Lyon : mais ce vice existe toujours, pour les communes voisines ; en 1841, 33 femmes publiques de la Croix-Rousse, de la Guillotière, de Vaise, sont entrées comme payantes à l'Antiquaille, et en sont sorties à leur gré. Notre classe ouvrière allant au dehors chercher ses plaisirs, prendre son repos, passer ses jours de fêtes, les nombreuses occasions de débauche qui l'environnent, dans les promenades, dans les bals, dans les établissements publics, la retiennent et la captivent de mille manières. Le peuple est moins coupable que malheureux, lorsqu'il succombe et devient victime des piéges qui sont tendus sous les yeux, sous la protection même de l'autorité locale, sans que celle-ci songe à en diminuer les dangers.

Le gouvernement, intéressé lui-même directement dans la question, devrait aider les communes dans les frais que nécessiteraient la surveillance et le traitement de la syphilis dans les faubourgs et au sein des maisons de tolérance. Quel que soit le sujet que traite une loi, s'il est d'utilité générale, on ne doit pas craindre de l'aborder.

Des sacrifices momentanés seraient loin d'être perdus ; on doit veiller autant que possible à la conservation de l'élite du peuple qui compose l'armée : les soldats venus forts et vigoureux de leurs campagnes, ne doivent point y rentrer faibles et languissants, épuisés par le virus syphilitique ; le chef qui préside à leur nourriture, à leurs vêtements, qui use de toutes les précautions capables de les préserver du scorbut, du choléra, de la dyssenterie, etc..., etc..., etc..., ne prend chez nous aucune mesure pour les garantir d'une affection endémique, et véritablement épidémique pour eux ; il ne s'inquiète pas d'empêcher l'accroissement de la prostitution et de la syphilis, qui, de tous côtés, environnent les troupes.

Depuis les événements politiques de 1830, le gouvernement, afin de maintenir la tranquillité troublée ou menacée sans cesse dans notre ville, afin de défendre ou de rétablir son autorité attaquée ou détruite par la violence, a augmenté des deux tiers les forces de notre garnison. Formée auparavant de quatre à cinq mille hommes au plus, elle a été portée à seize et même à dix-huit mille combattants. Tous ces soldats, célibataires, robustes, âgés, terme moyen, de 21 à 30 ans, libres, oisifs dans l'intervalle de leur service, sont enclins à consommer, dans les plaisirs, les faibles ressources, dont il leur est permis de disposer. Jadis les priviléges, les immunités de notre ville, l'exemptaient de la présence des troupes; la compagnie des chevaliers du guet, celle de la milice bourgeoise, composées de citoyens lyonnais, étaient jugées suffisantes pour le soutien de l'ordre. Ce n'était que comme lieu de passage, ou de quartier d'hiver, durant 2 ou 3 mois, que Lyon recevait des soldats. On conçoit les modifications qu'ont dû opérer de tels changements dans les mœurs et dans la santé publique. Il y a de l'exagération sans doute dans le mot de Voltaire: « Sur deux armées de cinquante mille hommes en présence, on peut soupçonner cinquante mille vérolés; » mais on ne peut nier que la syphilis ne soit extrêmement fréquente parmi les militaires; et les soldats ne se font point scrupule de la propager, lorsque surtout les occasions de plaisir ou de débauche naissent à chaque instant sous leurs pas. C'est depuis que notre garnison s'est accrue, qu'on a vu rapidement aussi s'élever dans les contrées adjacentes, le nombre des filles publiques.

En tout temps, à Lyon, la vérole a retenu hors des cadres du service, une multitude de jeunes soldats. Les militaires vénériens, jusqu'en 1834, ont été soignés à l'hospice de l'Antiquaille. Dans l'espace de huit années, M. le docteur Répiquet, chirurgien en chef, en a compté plus de dix mille dans ses rangs; terme moyen, 110 à 115 étaient présents dans ses salles; 10 décès ont eu lieu, et 2 seulement ont reconnu pour cause la syphilis.

Avant la révolution de juillet, les officiers supérieurs, ayant remarqué les vides qu'à certaines époques cette maladie faisait dans leurs régiments, voulurent, pour les contenir, infliger des punitions aux soldats qui sortaient des infirmeries des vénériens; on n'arriva point aux résultats qu'on s'était promis. Avant de se déclarer atteints de la syphilis, afin d'échapper à la correction ou aux mauvaises notes qu'ils redoutaient pour leur avancement, les malades souvent se faisaient traiter en secret, essayaient des remèdes dangereux, et arrivaient plus tard avec des symptômes beaucoup plus graves.

Les diverses causes fixes ou passagères qui ont augmenté le chiffre de notre garnison, ont été un élément actif de prostitution. Toutes les fois que les filles vénériennes étaient très-nombreuses à l'Antiquaille, l'hôpital militaire vénérien était au complet: nous avons, en 1833, en 1834, et durant une partie de 1835, trouvé un rapport constant dans les entrées. Il est facile de s'en assurer par les tableaux dressés alors; nous avons la conviction que les mêmes faits subsistent au-

jourd'hui ; mais nous n'avons pu réunir les matériaux pour les comparer.

Filles publiques vénériennes admises à l'Antiquaille.		*Militaires vénériens entrés à l'Hôpital.*	
Octobre 1833,	58 fem.	Octobre 1833,	109 sold.
Décembre 1833,	67	Décembre 1833,	128
Février 1834,	49	Février 1834,	120
Avril 1834,	62	Avril 1834,	116
Juin 1834,	25	Juin 1834,	64
Septembre 1834,	32	Septembre 1834,	47
Janvier 1835,	40	Janvier 1835,	96
Mars 1835,	43	Mars 1835,	83
Mai 1835,	27	Mai 1835,	95

Le germe de la contagion est si répandu, les
mêmes sujets retombent si fréquemment, que
très-souvent les administrateurs, les hommes
du monde, étrangers à la médecine, et ignorants
des faits qui viennent d'être rapportés, accusent
la science de prétendues rechutes, qui ne sont
que des maladies de fraîche date. Plusieurs fois,
des plaintes de cette nature portées par des inten-
dants militaires, par des inspecteurs, sont parvenues aux médecins de l'Antiquaille : plusieurs
fois des réclamations ont été adressées à cet égard
au Maire de Lyon par les généraux commandant
notre division : ils accusaient les médecins pré-
posés au service de santé, de négliger leurs
devoirs, fondant cette assertion sur l'état sanitaire

de leurs soldats. Au mois de février 1840, le lieutenant-général Aymard se voyait obligé de renouveler ce reproche, et de solliciter une surveillance plus attentive, ou d'autres moyens de répression plus énergiques que ceux mis en usage.

Il ne savait pas, sans doute, que ses soldats qui sont les causes, aussi bien que les victimes de la maladie, ne l'avaient point puisée seulement dans notre cité ; que la juridiction de nos magistrats ne s'étend pas au dehors, sur toutes les localités où la présence des troupes a favorisé l'apparition *de maisons de tolérance* qui ne sont plus soumises à un contrôle, à une inspection régulière. Depuis que des forts détachés, des casernes, ont été élevés aux *Charpennes*, à *Villeurbanne*, à *Oullins*, etc., etc., des filles se sont logées à l'entour. « Les dangers de ce voisinage, me disait un confrère qui exerce notre profession dans la campagne, se font également sentir pour la masse de la population. Jamais il ne s'est présenté autant d'affections syphilitiques chez les paysans que de nos jours. La vérole était autrefois chez eux une maladie rare, apportée par un nourrisson ou due à une faute, à une faiblesse, à une erreur passagère ; maintenant, elle trouve dans les villages limitrophes de puissantes conditions d'existence et de développement.

Ainsi, l'augmentation de notre garnison a amené l'accroissement des filles publiques dans les faubourgs de la ville; le défaut de précautions, de surveillance, a eu pour effet la propagation de la syphilis. Déjà, cette observation avait été consignée au siècle dernier. « Dans les villes de guerre, écrivait Rétif de la Bretonne (1), une population flottante malheureuse suit les soldats; la défense ou la difficulté de se marier que comporte la discipline militaire, est une dure nécessité qui les expose à la maladie vénérienne, si contagieuse que deux femmes infectées suffisent pour empoisonner un régiment. »

Lorsque le chiffre des soldats en résidence à Lyon ne s'élevait qu'à cinq mille, on rencontrait un vénérien sur 46 hommes : la proportion était donc de 46 à 1. Actuellement, que notre garnison monte à seize mille sujets, la proportion n'est plus la même ; on compte un soldat vénérien sur quarante individus. Le rapport est de 40 à 1, suivant les registres de l'hôpital militaire, mais ils ne montrent pas encore la vérité tout entière. Dans les infirmeries, dans les casernes de chaque régiment, un bon nombre de soldats vénériens sont traités par le chirurgien-major, qui ne dirige sur l'hôpital que les malades auxquels

____

(1) *Pornographe.*

la gravité des symptômes commande un repos
absolu, un traitement spécifique prolongé, et une
diète spéciale. Si l'affection syphilitique était aussi
commune en France, dans toutes les villes de
garnison que dans la nôtre elle enlèverait à la
défense de la patrie, près de quinze mille hommes
retenus *momentanément* en dehors des cadres
du service actif.

Toutes ces considérations, toutes ces recherches
se rattachent, en majeure partie, à la prostitution
publique tolérée : la prostitution clandestine,
quoique plus fréquente, étant plus difficile à suivre,
a été par cela même moins appréciée dans ses
conséquences. La multitude des filles qui s'y abandonnent dans les différentes conditions énumérées
par nous, rendra vains tous les efforts pour l'extinction de la syphilis, tant que primitivement,
pour limiter les ravages de la maladie, le pouvoir n'aura pas ouvert un hôpital gratuit, d'une
entrée facile, destiné à son traitement.

Il ne nous est pas donné d'établir rigoureusement le chiffre des jeunes filles qu'elle flétrit
parmi nous ; mais on pourra se convaincre de
la généralité du mal, en se rappelant : 1º la proportion considérable d'ouvrières qui aujourd'hui
se font admettre à l'hospice de l'Antiquaille,
comme vénériennes ; 2º en s'appliquant à déterminer le nombre des victimes qui peuvent exister

ailleurs. En général, les ouvrières pauvres, ou bien celles qui n'ont que de faibles économies, entrent à l'Hôtel-Dieu, lorsqu'elles sont malades, les salles Montazet ou des Quatre-Rangs les reçoivent. M. le docteur Gubian, chargé de ce service, a eu occasion de traiter en 1836, treize cent quarante-huit femmes admises pour des affections internes. Soumises à une exploration attentive, elles ont souvent présenté des symptômes spécifiques qu'elles n'avaient pas déclarés en arrivant.

> 9 cas de syphilis bien caractérisée se sont offerts.
>
> 137 cas de leucorrhées (1/4 au moins pouvant être rapporté à la contagion).
>
> 36 cas de maladie du col utérin.
>
> 24 cas d'inflammations de la vulve et du vagin (1).

Le même praticien dans l'année 1838 (2), sur 1170 femmes, a observé :

> 23 syphilis.
>
> 103 leucorrhées (1/4 pouvant être le résultat de l'inoculation).
>
> 20 affections du col de la matrice.
>
> 37 vulvo-vaginites.

(1) Extrait du compte rendu des hôpitaux 1836.

(2) Compte rendu 1838.

« Ces fluxions utéro-vaginales, ajoute le docteur Gubian, ont souvent de tristes résultats, non seulement pour les malades elles-mêmes, mais encore pour leur famille. »

Il est démontré pour nous que dans les autres salles de médecine consacrées aux femmes, les faits doivent être les mêmes, ou du moins, avoir avec ceux-ci la plus grande analogie, puisque la plupart de ces malheureuses se sont trouvées placées dans les mêmes conditions.

Nous sommes loin de rejeter sur la prostitution clandestine l'ensemble de ces lésions morbides; mais nous croyons que la majorité en dépend incontestablement, ainsi que dans les cas ci-après :

Plus de trois cents malades vénériens sont tous les ans, malgré les statuts, pansés à l'Hôtel-Dieu : nous ne parlons que des phénomènes spécifiques caractérisés, et non point des accidents qui leur succèdent, de leurs dégénérescences. Nous n'admettons dans ces calculs que 25 vénériens par mois, disséminés dans tout l'hôpital, et cependant, dans un seul service, nous en avons compté jusqu'à huit en même temps.

Les bureaux de bienfaisance consacrent également une partie de leurs fonds à la guérison d'un certain nombre de maladies de cette nature. Suivant nos remarques, et suivant celles du docteur Fraisse, attaché comme nous en qualité de médecin au bureau du premier arrondissement, vingt-cinq ou trente malades vénériens sont secourus tous les ans, par cette institution. Si, comme nous sommes autorisés à l'établir, par les informations que nous avons prises, les cinq autres bureaux admettent un pareil nombre de malades syphilitiques, le total de chaque année monte à près de deux cents. Nous devons faire observer que toujours les pauvres se plaignent auprès des administrateurs de maux d'une autre espèce; souvent même, ils paraissent n'accuser la syphilis au médecin que comme un accident secondaire; elle ne semble point être le motif principal de la consultation.

L'œuvre du Dispensaire reçoit également une part des charges que cette affection impose à la bienfaisance publique. D'après plusieurs comptes rendus publiés par ses médecins, quarante à quarante-cinq véroles sont soumises tous les ans à leur observation.

Voilà donc plus de cinq cents malades qui sont assez heureux, pour recevoir en dehors de l'hospice de l'Antiquaille les soins réclamés par leur état, et dont ils seraient privés si les règlements des hôpitaux, ceux des bureaux de charité s'exécutaient d'une manière rigoureuse. Ce nombre est bien supérieur à celui des hommes vénériens admis gratuitement à l'Antiquaille, puisque dans les dix premiers mois de 1841, 220 ouvriers seulement ont été traités aux frais de la ville, et par son ordre. Les malades payants ont été plus nombreux, 237 ont été reçus; il est vrai que parmi eux, 78 étaient étrangers à notre cité et à ses faubourgs.

Recherchant l'influence des professions, nous avons, comme chez les femmes, trouvé certaines industries fournissant un nombre de sujets bien plus considérables que d'autres.

Sur les 220 malades,

> 54 étaient domestiques, hommes de peine, journaliers, portefaix, commissionnaires.
>
> 38 ouvriers en soie, travaillant sur le métier.
>
> 20 tailleurs d'habits.
>
> 18 menuisiers, charpentiers, ébénistes, tourneurs.
>
> 17 serruriers, mécaniciens, forgeurs.
>
> 16 ouvriers cordonniers, bottiers, fabricants de chaussons.
>
> 8 garçons perruquiers.
>
> 6 garçons de café.
>
> 6 maçons, tailleurs de pierres.

> 5 peintres décorateurs, plâtriers, vernisseurs.
> 5 ouvriers selliers, bourreliers, peintres en voitures.
> 4 ouvriers typographes, imprimeurs.
> 4 ouvriers chapeliers-approprieurs.
> 3 ferblantiers.
> 2 marchands-colporteurs.
> 2 commis-négociants.
> 2 garçons bouchers.
> 2 cardeurs de laine.
> 2 tisserands.
> 1 relieur de livres.
> 1 liquoriste.
> 1 élève en pharmacie.
> 1 écrivain.
> 1 clerc du Palais.
> 1 agent de police.

Total 220 (1)

Le plus jeune de ces ouvriers déclarait 16 ans, 9 malades en avaient moins de 20, la majorité

----

(1) Ce relevé comparé par nous avec ceux qui se trouvent dans le livre de M. Descuret : *La médecine des passions*, s'est trouvé en parfaite harmonie avec eux, et annonce que les mêmes causes, les mêmes habitudes, les mêmes mœurs de la classe ouvrière sont suivies, dans tous les pays, à Lyon comme à Paris, des mêmes effets sur la santé.

avait de **21** à **35** ans, le plus âgé était dans sa 61me année. L'action du célibat est très-remarquable ; ainsi, nous n'avons rencontré que **13** hommes mariés sur ces **220** malades : tous les autres étaient ou veufs ou célibataires. La pratique médicale nous a fourni à cet égard un document précieux. Médecin d'une société de bienfaisance , d'une corporation de **310** ouvriers approprieurs-chapeliers, *tous jeunes*, *ardents*, *non-mariés*, nous avons été appelés, dans l'espace de **deux** années, pour donner des soins à **46** d'entre eux atteints d'affections syphilitiques.

Cette proportion est énorme, mais les conditions particulières dans lesquelles sont placés ces sujets l'expliquent parfaitement. Les suites de l'inconduite ne se font pas ressentir dans le peuple d'une manière égale. Quelques états, par leurs mœurs, par les passions qu'ils développent, par les qualités qu'ils réclament, possèdent une certaine supériorité, ou fournissent de plus fréquentes occasions de dangers.

On peut voir par le tableau qui précède que les professions qui mettent à la charge de la ville, toute proportion gardée, le plus grand nombre de malades, sont en général, ou très-médiocrement rétribuées , ou sujettes à des chômages prolongés , ou entraînent des habitudes de plaisirs et de luxe qui favorisent le libertinage.

C'est par les mêmes motifs sans doute, que dans la troupe, tous les régiments ne sont pas également décimés par la maladie syphilitique. Les soldats des armes spéciales sont victimes des avantages extérieurs qui les font distinguer de leurs camarades. Cette différence est très-sensible en parcourant les salles d'un hôpital militaire.

Voulant constater la fréquence de la syphilis par les faits qui se passent en dehors des hôpitaux, nous avons consulté plusieurs de nos honorables confrères. Les renseignements obtenus n'ont entre eux aucun rapport, ils méritent toutefois d'être consignés ici. Tandis que des médecins, par leur position, leurs études spéciales, voient dans leurs visites *quotidiennes*, de 6 à 8 maladies syphilitiques, les autres en traitent au plus de 8 à 10 par mois; pour plusieurs enfin, ce sont des affections rares, exceptionnelles.

Prenant un terme moyen pour établir une compensation entre ces points opposés, nous admettons, après des comparaisons, des calculs répétés, que chaque médecin à Lyon ne soigne qu'un vénérien par jour. Chaque maladie nécessitant environ 5 ou 6 visites ou consultations, ce n'est point 365 malades qui tous les ans sont soumis par le médecin à un traitement spécifique, mais le *sixième* de 365 égalant 60 plus une fraction. Ne fixant qu'à 100 le chiffre des praticiens de notre ville, nous avons encore en multipliant 100 par 60, six mille malades.

Certaines lésions morbides susceptibles d'entretenir la contagion, en étant ordinairement le résultat, et pouvant avoir les conséquences les plus graves pour l'avenir, apparaissent chez nous tellement communes dans le peuple, que les malades n'y portent aucune attention : ils vivent, en toute sécurité, avec elles : telle est la blennorrhagie, lorsque les accidents inflammatoires ont disparu. Par beaucoup d'ouvriers *compagnons*, elle est considérée comme un fait sans importance, presque normal, qu'il ne songent nullement à combattre, parce qu'il n'existe point de douleur. Lorsque pour des accidents étrangers, ils consultent un homme de l'art, ils ne mentionnent jamais *cet écoulement*, que l'examen successif des organes révèle seul par hasard à l'observation du médecin. Nous indiquerons plus tard les suites souvent terribles d'une pareille négligence.

Une autre preuve enfin de l'accroissement de la syphilis nous est fournie par l'état sanitaire des contrées qui nous environnent. Non seule-

6

ment cette maladie est plus répandue dans nos villages circonvoisins, mais aussi dans tous les départements limitrophes.« Depuis 20 ou 25 ans, m'ont affirmé d'anciens médecins recommandables des départements de l'Isère, de l'Ain, de la Drôme, de la Loire, elle a prodigieusement augmenté dans nos petites villes, et dans nos campagnes. »

Ce sont les rapports plus nombreux avec Lyon, les changements qu'ils opèrent dans les coutumes, dans la conduite des habitants, qui sont la cause principale du mal; suivant leur pensée, leur conviction, c'est la grande ville qui a été le point de départ de la maladie. Ils ne l'observaient presque autrefois que chez de pauvres femmes infectées par des nourrissons étrangers, que chez de malheureuses familles empoisonnées par la même source ; à cette heure, la contagion dépend plus souvent de la débauche.

Des pharmaciens de ces mêmes localités, jugeant de la fréquence du mal par la nature des médicaments demandés ou prescrits pour le détruire, nous ont assuré que la consommation des remèdes employés comme anti-syphilitiques augmentait tous les jours.

Lorsque dans nos études, dans nos calculs, nous avons parlé du nombre des médecins qui, à Lyon, s'appliquent à la guérison des affections vénériennes, on a pu remarquer la faiblesse des chiffres énoncés. C'est que nous avons garde de placer dans leurs rangs, ces officiers de santé, ces prétendus chirurgiens, ces apothicaires qui exploitent aux yeux du monde la syphilis d'une manière spéciale.

La plupart de ces hommes ne travaillent point à l'extinction de ce fléau ; loin de là, ils sont une des conditions les plus actives de sa persistance et de son accroissement. La tolérance des charlatans et de la vente des remèdes secrets peut être rangée parmi les causes qui aggravent et rendent la syphilis plus fréquente dans nos murs. Nulle part, la police médicale n'est aussi négligée que parmi nous ; nulle part le noble exercice de la médecine qui intéresse vivement la société tout entière, ne trouve aussi peu de protection et d'appui dans l'autorité. Autrefois, les priviléges, les prérogatives dont jouissaient les Facultés, leur permettaient de défendre la science contre les empiétements des empiriques. Mais aujourd'hui, et nous en avons des exemples récents, lorsque malgré l'insuffisance de la législation qui règle les droits et la pratique de notre art, des abus, des infractions graves sont signalés, c'est à peine si la magistrature ose se déclarer compétente pour juger et pour punir.

Dans ses leçons d'hygiène publique, le professeur Fodéré reproche au pouvoir d'autoriser, par son silence, toutes les tentatives des charlatans pour duper le public par leurs placards et leurs annonces pompeuses de remèdes faciles et immanquables, sans avoir besoin de consulter des hommes experts, et sans se soumettre à aucun régime.... Ces frais de guérison excèdent les ouvriers forcés de suspendre leurs travaux.

Comment serait-il possible que la classe ouvrière ignorante ne fut pas dupe du charlatanisme, lorsque nous voyons tous les jours, des hommes éclairés et instruits donner dans le piége et faire des dépenses considérables pour des remèdes secrets, user à satiété de ces moyens qui les fatiguent sans les décourager.

La publicité donnée à ces remèdes dont on permet la vente et l'affichage sous tant de formes diverses, qui souillent nos murs, ou qui sont la partie la plus productive des annonces de nos journaux, n'est-elle pas un sujet de scandale, une attaque à la décence publique? C'est en Angleterre qu'on est allé puiser ce système, pour multiplier le débit de ces panacées universelles ; mais chez nos voisins, on ne permettrait jamais la rédaction de certains placards tels qu'ils sont répandus parmi nous; chez eux la forme et l'expression sont toujours honnêtes. « Les affiches pompeuses sont une amorce si grande pour le peuple, me disait un *marchand de spécifiques,* que, lorsque je manque quatre à cinq jours de suite de les faire paraître, la consommation de mes produits diminue immédiatement de près de moitié. »

L'ignorance de ces guérisseurs n'a pour égale que leur amour du gain ; des bénéfices énormes suivent pour eux la vente de ces préparations, de ces sirops, dont la composition le plus souvent ne répond pas au titre, ainsi qu'il nous a été donné de nous en assurer un très-grand nombre de fois. Dans l'espace de six années de pratique médicale, nous avons facilement réuni 28 cas d'accidents *graves*, tous occasionnés par des traitements intempestifs de cette nature. Ces observations portent sur des sujets habitant notre ville. Six concernent des hommes que le bon sens et le savoir (sur les faits étrangers à la médecine) auraient pu faire penser incapables de se laisser séduire.

Chez neuf malades, nous avons acquis la certitude qu'il n'existait point *d'affection véné-rienne* ; chez six il n'était apparu, dans le principe, que des symptômes très-légers, et chez les autres, les accidents avaient revêtu un caractère ou des complications plus fâcheuses ; ils étaient loin d'approcher de la guérison, après trois, quatre mois et plus, de remèdes *approuvés et infaillibles*, qui cependant devaient, suivant la parole des distributeurs, opérer avec promptitude, si tous n'avaient pas la prétention d'agir subitement de *un* à *cinq* jours.

Voici, d'après nos notes, les résultats qu'ont obtenus les remèdes vantés par les affiches, ou les traitements conseillés par les guérisseurs dans les 28 cas dont nous parlons :

Chez 8 malades, se sont manifestés des accidents de salivation mercurielle, inflammation mercurielle aphtheuse de la bouche.

Chez 5 malades, inflammation de la vessie, ou engorgement de la prostate, ou écoulements opiniâtres.

Chez 3 malades, persistance de l'écoulement, difficulté pour uriner provenant d'une lésion du canal.

Chez 6 malades, continuation d'ulcérations, de chancres, avec irritation marquée des voies digestives après trois mois de traitement.

Chez 9 malades, opiniâtreté d'accidents vénériens primitifs... et apparition de symptômes consécutifs, ulcérations à la gorge, syphilides, pustules.

Chez 1 malade, douleurs ostéocopes, exostose aux jambes.

Chez 1 malade, état d'hypocondrie ; individu

tourmenté qui probablement n'avait jamais rien eu : jamais de symptôme n'avait été évident; la maladie, lui avait-on assuré, *était dans le sang*, et *il sentait très-bien son existence malgré 4 mois* d'un traitement dispendieux par *les dépuratifs*.

Dans l'espace de deux années d'observations faites à l'hospice de l'Antiquaille, sur trois cent cinquante malades admis aux *salles payantes*, plus de la moitié était de notre ville ou des faubourgs, et un grand nombre était monté à l'hospice, après s'être confié en ville, à des charlatans qui avaient aggravé leur maladie en exploitant leur bourse. Il n'est pas rare de voir des malheureux qui ont dépensé deux ou trois cents francs, quelquefois plus, pour accroître leur mal. Tous les jours, des ouvriers s'offrent à nous, dans un état de dénuement presque complet; incapables de travailler, ils ont vendu ou engagé tout ce qu'ils pouvaient posséder afin d'en porter la valeur aux médicastres qui les exploitaient, en leur faisant espérer une guérison prochaine qui n'arrivait pas.

A la faveur du tumulte, de l'agitation qui règnent chez nous, comme dans toutes les grandes villes, ces marchands de drogues s'enrichissent aux dépens d'un nombre considérable de dupes. Le public ne connaît pas son propre aveuglement sur une matière qui le touche de si près. Des spéculateurs, des médecins ignorants, des apothicaires ont la prétention d'inventer des méthodes particulières pour traiter la syphilis. Ils introduisent, dans la thérapeutique, des moyens à eux, que des apparences de succès joints à la nouveauté qui séduit, accréditent et multiplient. Ces novateurs annoncent qu'on peut bannir toute contrainte du traitement des affections vénériennes; dispenser les malades du régime que l'on est obligé d'observer dans les autres maladies, pendant l'usage des remèdes. Ils promettent aux gens du monde de les guérir sans rien changer à leur manière de vivre, en leur permettant toujours de vaquer à leurs occupations, et même à leurs plaisirs. La méthode ainsi présentée est plus sûre, plus facile, plus commode que toutes les autres. Ils emploient tantôt les pilules, les dragées, tantôt les tisanes, les sirops, les robs; chacun choisit le moyen qu'il a jugé le plus propre pour avoir le plus grand débit. Si les meilleurs remèdes peuvent devenir funestes par mille circonstances, que peut-on penser de ceux qui le sont par leur nature? Des compositions violentes, plus propres à mettre le trouble dans les fonctions de l'économie animale qu'à réparer le moindre dérangement de ces fonctions, sont toujours à redouter.

Les affections syphilitiques se montrant avec

des caractères variables, demandent autant de prudence que de lumières dans ceux qui sont appelés à en entreprendre la guérison. Souvent, lorsque l'on est assez heureux pour détruire quelques symptômes, il en renaît de nouveaux qui résistent long-temps aux secours les mieux administrés. Mais ces difficultés sont incapables d'arrêter les hommes dont nous parlons; elles paraissent plutôt les soutenir, les engager dans la tâche périlleuse qu'ils entreprennent. Si les médicaments administrés par eux font disparaître momentanément les signes extérieurs, ils sont loin de détruire constamment le germe de l'affection; ils laissent le malade plein de confiance dans le traitement qu'il a suivi, propager le principe contagieux dont il se croyait délivré.

Ces considérations pourront déplaire à quelques guérisseurs; mais elles devaient ici trouver place, elles ressortent de la nature même du sujet; nous devions prévenir le public contre les malheurs dans lesquels il se précipite par ignorance ou par bonne foi.

Lorsque l'intérêt privé est en jeu, il tire aisément parti de certaines mesures, bonnes en elles-mêmes, mais viciées par l'intention de leurs créateurs, et surtout par le mode d'exécution. Ainsi (il ne s'agit toujours que des faits qui concernent notre ville), des consultations se donnent chez des médecins ou dans l'officine des apothicaires, chez lesquels les médicaments doivent être pris ; d'une telle association, créée pour des motifs que l'on devine sans peine, ressortent des conséquences qui ne sont pas toutes au profit des malades.

Lorsqu'à juste titre, les pharmaciens se plaignent de l'anarchie qui règne dans l'exercice de leur profession, ils devraient se rappeler aussi que la plupart d'entre eux sortent des attributions qui leur sont dévolues : la connaissance de la propriété et de la préparation d'un remède ne suffit pas pour régler sagement son emploi. Ils déclament contre les droguistes, les herboristes, les épiciers qui vendent des médicaments, sans responsabilité aucune, et à leur tour ils ne craignent pas de joindre des conseils de médecine aux préparations qu'ils fournissent, de les débiter souvent de leur propre autorité, en se posant comme docteurs.

Ils ne se contentent pas d'exécuter les formules, ce sont eux parfois qui les inventent, qui indiquent leur usage, leurs propriétés : ils les recommandent même aux médecins d'après leur propre expérience. Nous ne nous permettrons aucune citation, loin de nous l'idée de blesser quelqu'un ; les médecins jugeront de l'exactitude de nos paroles, de la justesse de nos assertions, par la lecture des prospectus ambitieux qu'ils reçoivent à chaque instant.

Les indications exigées pour le traitement de la syphilis, les différences qu'il nécessite, demandent des études préliminaires et une pratique suivie. Un service dans un hôpital de vénériens nous a permis de juger de la difficulté et de la multitude des points obscurs existant dans l'histoire de cette maladie. « Des alternatives de traitement, des suspensions, des modifications sont nécessaires, demandent des combinaisons raisonnées qui feront toujours, dit un pathologiste, de la médication méthodique des affections vénériennes un objet dont la difficulté égale l'importance. »

Une méthode unique ne saurait remédier à tant de maux si variés, si différents dans leurs effets, dans leurs complications, qui attaquent à tout âge et également les personnes faibles et robustes. « Il faut, suivant Sanchez, qui déjà dans le siècle dernier, s'élevait contre l'engeance des charlatants, de la sagacité, de l'intelligence pour déterminer l'usage des remèdes, sans quoi les meilleurs peuvent être non seulement mauvais, mais devenir dangereux et meurtriers. »

La dernière cause de la multiplication de la maladie vénérienne parmi nous, à notre époque, est l'invasion des nouvelles doctrines médicales. Quelques auteurs de l'école physiologique, dans ces dernier temps, ont rejeté ou méconnu l'existence d'un virus spécifique, pour ne rapporter qu'à l'*irritation* tous les phénomènes, tous les symptômes qui constituent la vérole. Ce sont là les principes de Bruinansen, de Thompson, de Ross et, avant eux, de Caïus Julius et de Braut; ils ont été introduits et soutenus en France, avec talent et conscience, par Caron, Jourdan, Richond, Desruelles, Dubled, Devergie, etc...; ils ont été partagés par les nombreux disciples qui se sont enthousiasmés pour les théories de l'école de Broussais : ces derniers ont porté dans la pratique médicale les convictions qu'ils avaient puisées dans ses préceptes, dans ses discours, dans ses écrits. Il y a eu réaction contre la médecine ancienne, contre les agents thérapeutiques qu'elle employait. C'est aux remèdes qu'on a attribué des accidents jusqu'alors considérés comme résultats d'un germe spécifique. On a nié la contagion, on ne s'est donc plus préoccupé des moyens de la combattre. On a énuméré, exagéré les terribles effets du mercure; c'est lui qui a été présenté comme la source principale et même unique de tous les phénomènes consécutifs. L'hérédité a été déclarée impossible dans tous les cas. Le régime, la diète, les antiphlogistiques ont été proclamés comme suffisants toujours pour entraver la marche *d'une affection purement inflammatoire, et pour*

*prévenir, à tout jamais, les rechutes, les compli-
cations, mises sur le compte d'un être de raison,
impossible à démontrer, introduit dans la science
pour expliquer des faits dont on méconnaissait
l'origine.*

Ces croyances, nous le répétons avec une
conviction profonde, ont eu une part immense
dans l'extension de la maladie vénérienne; nous
discuterons plus tard leur valeur, pour les combattre, soit par le raisonnément, soit par l'expérience.

Nous devons l'annoncer dès à présent, ces
doctrines professées d'une manière absolue, exclusive, comme dans les livres de Desruelles, de
Devergie, de quelques médecins allemands ou
anglais, ne comptent plus qu'un bien petit nombre
de partisans dévoués; mais elles exercent encore
un empire fâcheux sur la conduite de beaucoup de
praticiens. Elles les arrêtent, les rendent trop réservés dans l'emploi de la médecine rationnelle; ils
appréhendent à l'excès, les effets d'une médication spécifique, et ne s'inquiètent que médiocre-
ment des dangers de la maladie elle-même. Cette
manière d'agir, cette crainte très-commune dans
l'état d'incertitude où se trouvent encore beaucoup de médecins, tournent au préjudice des
malheureux qui viennent réclamer des conseils et
chercher dans notre art, contre le mal qui les

frappe, des garanties d'avenir et de guérison, soit pour eux-mêmes, soit pour leurs familles.

Sommes-nous actuellement arrivés à la tâche qui nous était imposée dans la première partie de cet ouvrage? Nous l'espérons. Il est démontré pour nos lecteurs comme pour nous : 1° que la multiplication des éléments, qui facilitent le libertinage, doivent nécessairement agir sur la maladie qui en est la conséquence la plus fréquente et la plus immédiate;

2° Que l'accroissement de la syphilis est déterminé en dehors de ces conditions, par le défaut de surveillance, par le charlatanisme, en même temps que par l'esprit de système. Des considérations nouvelles vont au reste confirmer bientôt les conclusions présentes.

Deuxième Partie.

INFLUENCE EXERCÉE PAR LA PROSTITUTION ET LA SYPHILIS SUR LA SANTÉ, LES HABITUDES ET LE BIEN-ÊTRE DE LA POPULATION.

La plupart des auteurs ont constaté l'incertitude, l'obscurité qui règnent dans l'étiologie, dans l'histoire des maladies de nos grandes villes; ils se plaignent du mal en reconnaissant son existence, et ils n'essaient pas d'y porter remède; ils se résignent souvent, sans avoir fait aucun effort pour soulever le voile. Accusant tour à tour la nature, le climat, les modifications atmosphériques, les habitudes, les influences morbides, etc., ils ne tiennent pas assez compte de l'action de la syphilis. Laissant de côté les recherches laborieuses que nécessiterait une pareille matière, et que devrait obtenir son importance, ils éludent cette question, ou sont loin de lui assigner le rôle qu'elle mérite à notre avis. En étudiant les causes des maladies, les altérations des organes, ou le trouble de leurs fonctions, on a soin d'indiquer l'extrême délicatesse d'un sujet, sa constitution vicieuse, ses prédispositions funestes ; mais on ne tâche pas de remonter au principe, à l'origine de cet état. Le moraliste, dans des cas nombreux, pourrait en trouver les motifs qui ont échappé à la physiologie pathologique. La dégradation physique aussi bien que la dégradation morale est la conséquence du libertinage.

Ainsi, dans la question soumise à notre examen, la classe des prostituées, non contente d'être le rebut de la société, en devient le fléau ; c'est elle surtout, comme nous l'avons prouvé, qui entretient la maladie vénérienne, dont on ne saurait braver impunément les effets délétères. Il n'entre point dans nos vues de reproduire la description détaillée de ses symptômes, mais il importe de rappeler ses traits généraux. La pratique et l'observation médicales, les expériences scientifiques, les épreuves cruelles de quelques-uns de ceux qui ont nié le virus ou l'élément spécifique, nous forcent d'adopter et de défendre les doctrines des auteurs qui soutiennent l'existence de la contagion. Cette manière de voir est celle des praticiens les plus recommandables de notre ville. En 1836, la Société de Médecine de Lyon, approuvant un travail du docteur Bottex *sur la nature et le traitement de la syphilis*, a proclamé l'existence du virus. « Cette solution qui intéresse l'humanité tout entière, peut avoir dans notre ville en particulier une grande influence sur l'avenir d'une foule de familles (1). »

Tous les médecins lyonnais, qu'une position exceptionnelle a contraint de s'occuper des maladies vénériennes, ont admis la contagion comme la cause la plus puissante, la plus certaine de leur fréquence dans notre cité. Telle est l'opinion du docteur Bienvenu, qu'un long service à l'hospice de l'Antiquaille a éclairé sur la question ; elle se trouve exprimée dans les comptes-rendus présentés à l'administration ; elle est formulée avec preuves, dans un intéressant rapport livré à l'impression en 1839. Tel est encore le sentiment du docteur Répiquet ; une pratique de dix-huit années en qualité de chirurgien en chef dans ce même hôpital, donne à ses paroles une grande autorité parmi nous. « La syphilis est essentiellement contagieuse (2); elle se gagne de tant de manières différentes, se présente sous des formes tellement variées, qu'elle n'est pas susceptible d'une définition philosophique ; on ne peut en donner une meilleure idée qu'en décrivant les

____

(1) Bottex, *Rapport fait à la Société de Médecine de Lyon*. 16 novembre 1835.

(2) Répiquet, *Discours prononcé à l'ouverture du cours de clinique*, imprimé et publié en 1835.

7

différents symptômes, et les formes diverses sous lesquelles elle se présente...... Pourquoi répugnerait-on à attribuer à un agent morbifique spécial, qu'on appellera virus, si l'on veut, ou de tout autre nom, la manifestation de symptômes qui bien qu'assez multipliés, présentent néanmoins des caractères extérieurs suffisamment tranchés pour ne pas être confondus avec d'autres tenant à des causes locales. » M. Répiquet, dans le même écrit, donne des exemples évidents de contagion, qui démontrent et la réalité du virus, et sa transmission par voie héréditaire : ces observations qui toutes ont trait à *notre localité*, confirment les principes les plus universellement reconnus à notre époque; elles ont, pour nous, dans l'espèce, une valeur toute particulière. Le docteur Baumès, chirurgien major actuel de l'hospice de l'Antiquaille, a tenté de nombreuses expériences sur la syphilis; il s'est appliqué (1) à déterminer les conditions qui aident, entraînent, ou arrêtent l'inoculation ; c'est dire assez qu'il a reconnu l'existence, la nature contagieuse d'un virus spécifique, dont les effets sont parfaitement dépeints dans son ouvrage. Si quelques doutes subsistaient encore; si nous n'avions la crainte de

____

(1) *Précis théorique et pratique sur les maladies vénériennes.* Lyon, 1840. Savy.

sortir des limites que nous devons nous imposer, il serait facile en entrant plus avant dans la discussion, d'accumuler des preuves, de montrer par l'examen des faits, que c'est à un germe spécial, dont l'existence est réelle, bien que sa nature intime soit ignorée, qu'il faut attribuer l'envahissement de la maladie. Si des chiffres étaient nécessaires, nous pourrions rassembler une masse d'observations recueillies exclusivement à Lyon, relevées par nous, dans les publications de nos écrivains, dans les comptes-rendus des hôpitaux, dans les services de médecine, dans les mémoires, les journaux qui ont paru depuis douze ans. Dans tous ces cas, dans nombre d'autres communiqués par nos confrères, ou que nous avons eu nous-mêmes sous les yeux, la maladie a pu constamment être rapportée à un virus spécifique qui, transmis d'un corps à un autre, a été caractérisé par les mêmes signes, a présenté le même mode d'action et de reproduction, les mêmes résultats. Les symptômes ont toujours été ou *primitifs*, c'est-à-dire dus à l'action immédiate du virus sur les organes qu'il a souillés; ou *consécutifs*, provenant alors d'une infection constitutionnelle. Si on a rencontré, si on peut opposer quelques exceptions à cette loi constante, ces exceptions ne sont pas susceptibles d'infirmer notre proposition, établie d'une manière générale ; elles doivent être considérées comme dépendant plutôt d'un manque de renseignements positifs, de l'obscurité qui règne encore sur cette branche de la pathologie, ou bien de quelques organisations privilégiées, qui semblent échapper aux influences qui peuvent atteindre, ou qui atteignent le plus grand nombre.

A son début, la syphilis chez un sujet infecté, commence par une simple irritation locale, par une inflammation, une ulcération sur le point même ou le produit spécifique a été déposé : son action n'est pas toujours identique, elle varie suivant les organes sur lesquels elle s'exerce ; prompte sur les surfaces recouvertes d'un épiderme très-fin, elle peut agir en quelques heures, sur les membranes muqueuses, sur les parties génitales, sur les lèvres, la langue, les bords libres des paupières ; elle est plus lente sur les autres parties du corps ; elle corrode les tissus, dénature leurs sécrétions qui revêtent le caractère contagieux, et possèdent ensuite le privilége de porter l'infection d'un corps dans un autre. De circonscrite qu'elle était à sa naissance, si l'altération devient plus profonde, le principe virulent transporté par l'absorption dans l'intérieur du corps, manifeste des effets généraux dont l'intensité et la durée sont différentes suivant le degré d'infection, suivant les parties qui en ont reçu l'impression, et même suivant le mode dont elles ont été frappées.

L'absorption soit veineuse, soit lymphatique, est la voie par laquelle le virus s'introduit dans nos tissus; de son passage résulte une modification dans leurs propriétés. La première influence s'exerce nécessairement sur le sang et la lymphe; la difficulté, et même l'impossibilité d'observer, causes de l'ignorance où nous sommes encore touchant certaines fonctions du système lymphatique, n'ont permis que des recherches très-incomplètes sur les maladies dont il est le siége. De nos jours, l'humorisme, aidé de l'analyse chimique et du microscope, tente à cet égard de nouvelles expériences; mais elles n'ont point encore, à notre avis, fourni de résultats positifs. Les ingénieuses observations d'Alphonse Donné, d'Andral, de Denis et de plusieurs autres, quoique pleines d'intérêt, ne contiennent aucun fait concluant.

Le virus vénérien affecte les éléments constitutifs du sang; il y laisse un germe caché, ou du moins une disposition latente pour le développement ultérieur de la maladie; il introduit un corps étranger, un véritable poison dans l'économie; il opère dans les sucs nourriciers, dans les produits sécrétés, un changement que l'art par ses procédés, par ses moyens d'investigation, ne peut rigoureusement préciser aujourd'hui ; mais que l'analogie et le raisonnement forcent d'admettre. L'étude des faits constate qu'il altère les fonctions, après avoir agi sur les organes ; qu'il modifie la constitution toute entière, et devient la source d'une nouvelle disposition morbide. John Hunter (1) soutient cette théorie de la puissance de son nom et de sa science.

« Le virus, dit le docteur Baumès (2), parvient à se mettre en contact avec toutes les parties de l'organisme, il produit une impression caractéristique sur le système nerveux. Absorbé par le système circulatoire, il passe immédiatement dans le sang, et se trouve modifié sans qu'on sache à partir de quel point, ni de quelle manière cette modification s'est opérée : mais la preuve certaine de ce changement, c'est que les symptômes de la syphilis constitutionnelle, les ulcères, par exemple, n'offrent plus un pus contagieux, inoculable avec résultat. »

Pour soutenir nos principes, nous les appuyons, dans tout le cours de ce travail, sur des citations empruntées aux auteurs dont le sentiment nous est favorable, ou dont nous partageons la pensée ; si on nous reproche d'avoir multiplié les

(1) *OEuvres complètes de J. Hunter, traduites de l'anglais par Richelot.* Paris, 1840.

(2) *Traité théorique et pratique sur les maladies vénériennes.*

citations, nous répondrons que cette faute a été volontaire. Les hommes dont nous rapportons les paroles, sont graves, font autorité dans les sciences, et donnent plus de poids, plus de valeur à notre opinion.

Nous ne saurions oublier en discutant les points généraux de doctrine, qu'il s'agit spécialement des faits particuliers à notre ville : aussi, mettant à contribution les ouvrages étrangers, nous rapporterons de préférence les opinions émises, les observations recueillies par les médecins lyonnais ou étrangers.

Le principe vénérien, on le sait déjà, peut réagir, se combiner avec les fluides, dans la substance intime des tissus, s'attacher aux plus durs comme aux plus mous, s'insinuer jusque dans les os, ou étendre ses ravages sur la peau, sur les surfaces muqueuses.

Avant d'attaquer les solides, d'engendrer ces divers symptômes, il est incontestable que les liquides ont dû éprouver une perturbation vitale qui amène un trouble profond dans la nutrition. Le résultat direct de l'observation prouve à tous les médecins, qui ne sont pas dominés par l'esprit de système, que ces maladies sont alors sous la dépendance d'un germe spécifique. Lorry, dans le siècle dernier, les faisait déjà provenir d'un vice interne, d'une altération cachée des humeurs. C'était l'avis de tous les partisans de la doctrine humorale de Stoll, de Bordeu, de Zimmerman, qui accusaient l'existence *d'un virus vénérien*, et rapportaient aux fluides toutes les altérations, toutes les modifications opérées, à la longue, dans nos organes. Hoffman, Boerrhave, Baglivi, plus tard Brow et Pinel, ont repoussé l'humorisme et ses conséquences; après eux, Broussais et ses disciples n'ont plus considéré que comme une inflammation simple, des accidents regardés jusqu'alors comme *spécifiques*; ils ont rétréci le cadre des caractères vénériens; c'est au défaut de précautions hygiéniques, à une médication intempestive ou dangereuse qu'ils ont rapporté la plupart des phénomènes syphilitiques constitutionnels.

La polémique qui s'est élevée au sujet de la non-contagion, a fait rejeter par plusieurs les maladies vénériennes chroniques. Les médecins qui ne reconnaissent pas de virus assurent que tous les accidents syphilitiques disparaissent avec l'inflammation; ils accusent la thérapeutique de tous les désordres consécutifs; mais ces idées ne sauraient prévaloir, on revient aux doctrines rationnelles des premiers observateurs.

Les efforts de leurs antagonistes ne seront pas perdus pour la science et l'humanité; ils auront même servi à éclairer des points importants dans l'histoire et le traitement de la syphilis. Il reste constaté que, si cette affection n'est point combattue à sa naissance ou entravée dans sa marche, elle peut engendrer des accidents graves, des lésions obscures, dont on a méconnu trop souvent la cause première.

Nous ne voulons point exagérer la puissance du virus vénérien, le revêtir encore du prestige, du merveilleux dont l'ignorance, le charlatanisme et la mauvaise foi s'étaient plu à l'entourer; nous ne le considérons que comme *un agent morbifique très-actif*, et non pas comme un *protée insidieux* qui se joue à plaisir de l'observation; il n'est pas non plus, ainsi que l'avance Ratier, régulier et constant dans ses effets, toujours facile à reconnaître et à traiter. D'après le même professeur, quand les phénomènes *premiers* se sont dissipés soit spontanément, soit sous l'influence d'une médication quelconque, le principe ne doit plus être le sujet d'aucune inquiétude ni d'aucune action thérapeutique. Cette proposition, suivant nous trop absolue, est démentie, renversée à chaque instant par la pratique médicale; elle se trouve diamétralement opposée à celle de Baglivi également trop exclusif : « Lue venereâ semel receptâ in corpus, difficulter posteà deletur ejus caracter; adhibitis specificis mitescit, sed non extinguitur : imò post triginta et plures annos

sub specie aliorum morborum reviviscit, et medi-
cos decipit, causam morbi ordinariam putantes,
cùm re verà tamen, ab excitato venereo fermento
dependeat. (1) » Pour toute réponse à ce passage,
nous répéterons, en ce moment, avec Swediaur (2) :
« Je n'ai point eu occasion de vérifier si la maladie syphilitique demeure latente, comme on l'a
dit, *durant un très-grand nombre d'années*, pour
se développer ensuite avec les caractères qui lui
sont propres; mais j'ai vu plusieurs exemples où
les maladies syphilitiques étant disparues, palliées
à diverses reprises, par le mercure ou d'autres remèdes, sans être radicalement guéries, deviennent
à la fin, quoique mitigées dans leurs symptômes,
très-opiniâtres, et se propagent par le coït à plusieurs générations. »

Depuis l'invasion de la syphilis, les médecins
ont compris tout ce que ce fléau présente de
redoutable; ils ont décrit ses complications et
signalé ses rapports avec une foule d'affections
morbides. Ces travaux divers ont servi de base
à des ouvrages utiles, publiés par les docteurs et
les économistes modernes; ils ont été d'un immense secours pour nous aider à formuler notre
opinion, établir notre jugement.

---

(1) Baglivi, *Praxeos medicæ, liber primus.*
(2) Swediaur, *Traité complet des maladies vénériennes ou syphilitiques.*

Le point le mieux avéré, le plus généralement reconu par les auteurs, est la gravité du mal. « De toutes les affections qui peuvent affliger l'espèce humaine par voie de contagion, il n'en est pas de plus dangereuse, de plus terrible que la syphilis : elle ne tue pas immédiatement, il est vrai; mais cela n'empêche pas que le nombre de ses victimes ne soit immense; ses ravages n'ont pas d'interruption; elle frappe de préférence cette partie de la population qui, par son âge, fait la force aussi bien que la richesse des États (1). » Elle porte atteinte à cette population, soit en la diminuant, soit en la frappant de maladies hideuses, incurables. Le virus syphilitique est le plus commun, le plus répandu de tous les poisons. Il se communique de mille manières, par le contact, par l'hérédité, par l'allaitement. La maladie qu'il engendre doit être considérée comme la plus effroyable de toutes celles qui attaquent la pauvre humanité dans sa source et dans son principe. Qui ne sait pas qu'elle porte à la forme humaine d'irréparables atteintes, lorsque dans nos villes la prostitution la propage sans discontinuité?.. . Son influence se prolonge sur plusieurs générations sans que les individus s'imprègnent d'un nouveau germe. « A Lyon comme à Rouen,

____

(1) Parent Duchâtelet, *de la Prostitution dans la ville de Paris.*

comme dans toutes les villes manufacturières, écrit Emile Bères (1), la classe ouvrière est horriblement maltraitée par le virus vénérien. » C'est sur des observations, sur des calculs du genre de ceux que nous avons fournis, qu'il base ce fait qui a pour notre population des conséquences si désastreuses.

Les auteurs que nous venons de citer sont contemporains; tous ont été témoins des maux qu'ils signalent. On voit à leur langage qu'ils ne considèrent nullement la syphilis comme ayant vieilli et touchant à sa fin : elle n'a plus, il faut en convenir, la violence avec laquelle elle se manifestait autrefois. Il est très - rare de voir un symptôme vénérien qui soit essentiellement mortel. Mais on se tromperait en pensant qu'elle a perdu toutes ses propriétés malignes; cette douceur n'est qu'apparente, elle n'est due qu'à un meilleur régime, qu'à un traitement plus rationnel avant que le virus ait porté son influence sur les organes indispensables à la vie.

Si on négligeait de les combattre, les accidents livrés à eux-mêmes, et dans les conditions qui subsistaient jadis, conserveraient probablement la même énergie; la nature du virus

______

(1) *Les classes ouvrières, moyens d'améliorer leur sort.* Paris, 1836.

est restée ce qu'elle était. Les améliorations introduites dans la thérapeutique ont rendu moins communes les altérations profondes que cette maladie laissait à sa suite. On trouve, cependant, encore de ces lésions incurables par des traitements simples, qui exigent une longue, une habile expérience des moyens consacrés à la guérison.

Les pathologistes établissent que ce principe, pallié mais non détruit, se fortifie, acquiert un haut degré de virulence, et a les suites les plus terribles. Si l'exactitude de cette assertion était contestée, nous pourrions emprunter des preuves à l'histoire médicale de notre ville, produire des observations dans lesquelles la mort est survenue sous la seule influence des accidents syphilitiques; ils ont duré, les uns deux ans à peine, les autres trois et quatre ans seulement, après l'infection.

On rencontre, par intervalles, dans la pratique, des sujets chez lesquels la maladie, dès son invasion, marche avec une gravité effrayante; quelques tentatives que fasse la médecine, l'ensemble de l'organisme est pénétré par le virus avec une promptitude, une violence qui justifient la description de ces lésions profondes, inguérissables, retracées dans les livres du seizième siècle; ces exemples, heureusement, sont exceptionnels parmi nous.

« Ce qu'ont dit les médecins sur la diminution de la syphilis, écrivent Cullerier et Bard (1), n'est pas exact ; si, en général, la maladie est moins grave ; en compensation elle est plus multipliée ; mais ce n'est pas par sa nature qu'elle est moins grave ; car, les malades abandonnés à eux-mêmes, ou livrés aux charlatans, éprouvent au bout de quelque temps, des symptômes qui représentent absolument ceux décrits par les premiers auteurs. Les médecins qui ont vu avec quelque attention les hôpitaux des vénériens, ne croient pas à l'affaiblissement direct du virus.»

Le docteur Fabre, dans son excellent ouvrage sur les maladies vénériennes, s'exprime de la même façon :« Le virus s'est moins affaibli par lui-même que parce que les conditions hygiéniques sont meilleures ; si l'affection est moins dangereuse, elle est plus multipliée, il y a des pays où elle est presque héréditaire ; si elle n'attente que rarement à la vie par des effets violents et rapides, elle abrège les jours du peuple par une action sourde et continue. »

Swédiaur parle des changements survenus dans les symptômes vénériens dont la gravité semble s'affaiblir ; mais il rapporte cette heureuse modification non à la maladie elle-même,

____

(1) Article *Syphilis, Grand Dictionnaire des sciences médicales.*

mais à ce que les personnes de l'un et de l'autre sexe, moins esclaves des préjugés, se présentent de meilleure heure pour être traitées, et s'adressent à des médecins instruits plutôt qu'aux charlatans qui avaient la vogue autrefois. Si la maladie sévit moins à Londres et surtout à Paris que dans les autres capitales de l'Europe, et que dans les principales villes de France, c'est parce que les malades de la classe la plus misérable du peuple ont des hôpitaux, des dispensaires, des maisons de charité où ils recoivent, gratuitement, dès le début, les remèdes appropriés à leur état.

L'action du traitement, du régime, des influences extérieures, dans les affections syphilitiques, se révèle surtout par l'étude des faits. L'hospice de l'Antiquaille réservé à la maladie vénérienne démontre pour notre ville la justesse de cette proposition.

Les symptômes les plus graves se sont toujours présentés chez les malheureux qui ne venaient réclamer les services de la maison qu'après avoir souffert long temps, sans secours convenables, ou qui étaient privés des objets de première nécessité; nous avons observé encore de tristes complications chez des individus plus fortunés, mais qui avaient fait un mauvais usage des ressources dont ils pouvaient disposer. Ils s'étaient confiés à des empiriques dont la médication imprudente avait donné à certaines lésions, une gravité que le mal n'aurait jamais acquis sans des manœuvres coupables, ou des erreurs grossières. Les uns et les autres venaient en désespoir de cause frapper à la porte de l'hospice.

Les filles publiques de Lyon même sont, en général, moins sérieusement atteintes que les nourrices, que les femmes de la campagne, que les ouvrières, ou prostituées clandestines, qui ont hésité long temps, soit par ignorance, soit par respect humain, à déclarer leurs maladies.

Enfin, les prostituées étrangères, ou des communes voisines, que des visites régulières, à des époques rapprochées, ne viennent point contraindre de suspendre leur honteux commerce sitôt qu'elles compromettent la santé publique, offrent également des altérations morbides plus longues, plus difficiles à guérir.

La contre-épreuve est fournie par les soldats de la garnison. Sitôt qu'ils se font porter comme vénériens, leur état est constaté ; ils obtiennent l'autorisation d'interrompre leur service, ils sont soumis à une médication rationnelle qui arrête, à leur origine, les accidents primitifs. Leur séjour dans les infirmeries est, proportion gardée, plus court que celui des malades dont nous venons de parler ; leur constitution n'est jamais, ou du moins n'est que très-rarement épuisée par le virus, ou par les moyens employés pour le détruire.

887 malades observés par nous à l'hospice, durant les sept premiers mois de l'année 1834, ont été répartis dans les salles, ainsi qu'il suit :

Vénériens civils, envoyés par la mairie, pensionnaires.	167
Filles publiques lyonnaises, ordre de la mairie.)	273
Nourrices, ouvrières, prostituées clandestines, femmes payantes.	86
Filles publiques étrangères, des communes voisines.	35
Soldats de la garnison (1).	326
	887

Le terme moyen de la durée du traitement, calculé pour chaque section en particulier, a été de 35 à 38 jours pour les vénériens civils.

De 29 à 30 jours pour les filles publiques lyonnaises.

De 45 à 46 jours pour les nourrices, ouvrières, femmes de la campagne.

De 38 à 40 jours pour les prostituées des communes environnantes.

De 24 à 26 jours pour les militaires.

---

(1) A cette époque déjà une grande partie des soldats vénériens restait à l'hôpital militaire.

Des notes sur les années 1837,1838,1839,1841, nous ont été communiquées par nos collègues et par les employés de l'hospice. Nous avons répété nos calculs sur les chiffres qu'ils nous ont fournis, et nous sommes arrivés à des résultats identiques. Seulement, les soldats vénériens ayant quitté l'Antiquaille, nous n'avons pu les comprendre dans nos tableaux comparatifs ; mais les renseignements puisés à l'Hôpital militaire sont venus les compléter.

Dans les années 1840 et 1841, les améliorations introduites à l'hospice de l'Antiquaille ont permis de recevoir un plus grand nombre de malheureux ; depuis que les difficultés d'admission ont été diminuées, que les démarches auprès de l'autorité sont plus promptement couronnées de succès, la gravité des symptômes est moindre, la durée du séjour moyen à l'hospice a baissé sensiblement : au lieu de 35 à 38 jours, les vénériens civils ne demeurent plus que de 29 à 31 jours ; de 45 à 46 jours, la durée moyenne du traitement des ouvrières, des prostituées clandestine, est descendue à 39 ou 40 jours.

Ces calculs diffèrent d'une manière notable, de ceux qui sont établis par les administrateurs de l'hospice, dans les comptes rendus qu'ils publient toutes les années, en énumérant, en faisant connaître leurs travaux et les résultats obtenus dans la maison. Il ne pouvait pas en être autrement, car nos données ne sont plus les mêmes : nous n'avons compris dans notre opération que les maladies vénériennes; les administrateurs, étrangers à la médecine, ont eu le tort de ranger au milieu d'elles les affections dartreuses, teigneuses, les altérations de la peau qui leur sont étrangères, qui toutes sont de longue durée, et d'une guérison difficile. C'est ainsi que le traitement des femmes vénériennes lyonnaises dont le séjour moyen dans les infirmeries est de 29 à 30 jours suivant nous, se trouve monter à 58 d'après les comptes administratifs. Il en est de même de la mortalité; on attribue à la syphilis, les décès provenant de maladies étrangères, comme nous le dirons plus tard.

Nous avons annoncé que l'action primitive du virus syphilitique ne s'exerçant pas toujours sur les mêmes organes, ne se révèle pas constamment par les mêmes lésions. En effet, tantôt c'est un chancre qui se montre ; tantôt c'est un écoulement qui se déclare; d'autres fois, c'est une inflammation brusque des glandes, c'est un bubon *d'emblée* qui décèle la contagion, et la porte dans l'ensemble de l'économie.

Les signes de la syphilis à *l'état constitutionnel* sont très-nombreux : il est bien difficile parfois de les distinguer de certains accidents qui ne tiennent point à cette cause spécifique; mais le diagnostic n'est pas *constamment impossible*, ainsi que l'ont affirmé des auteurs recommandables.

Quelle n'est pas, en second lieu, l'affection qui n'expose le praticien à des méprises, à des erreurs de diagnostic ?... Dans l'étude des symptômes qu'on aura sous les yeux, on devra tenir un compte exact des maladies antérieures, sans leur accorder cependant un pouvoir aussi étendu que l'ont fait quelques praticiens qui durant nombre d'années, rapportaient à la *syphilis masquée*, divers accidents dont ils ne pouvaient préciser l'étiologie. Ils croyaient, et parmi eux nous nommerons Astruc, Sydenham, Boerhave, Van-Swieten, Baglivi, que le virus vénérien s'introduisait dans le corps, sans donner au dehors, localement aucun signe de pénétration, sans déterminer aucune lésion sensible des parties au travers desquelles il s'était glissé. Les faits consignés par les pathologistes dans les ouvrages modernes, expérimentés par les derniers syphilographes, ne permettent pas d'admettre sans restriction les doctrines des anciens maîtres, qui ont fait une part trop large à la *subtilité* du principe vénérien; nous opposons à leur sentiment, comme plus en harmonie avec la vérité, cette phrase de

Ricord : *il n'y a pas de vérole constitutionnelle d'emblée.* Nous exceptons la vérole héréditaire.

Dans la syphilis invétérée, quels que soient les symptômes qui prédominent, c'est moins aux accidents locaux qu'il importe de faire attention, qu'à la disposition spéciale qu'éprouve tout l'organisme, sous l'influence du virus dont il est infecté. Tous les tissus peuvent être envahis consécutivement : mais une fluxion toute particulière s'opère toujours sur les points les plus faibles, les plus impressionnables, suivant la constitution du sujet, ou suivant les circonstances dans lesquelles il est placé.

Sous l'empire du même principe, la maladie peut revêtir des formes bien différentes : ainsi lorsqu'elle se fixe à la peau, tantôt elle s'empare de tous ses éléments, tantôt elle se borne à un seul d'entre eux ; elle prend tous les caractères des différentes affections cutanées depuis l'érythème jusqu'à la dégénérescence cancéreuse. Les syphilides, dans leurs métamorphoses, conservent un cachet qui leur est propre; elles se propagent jusqu'aux organes accessoires, aux dépendances du derme, aux ongles, aux poils, aux cheveux. Si les membranes muqueuses sont envahies, des ulcérations, des pustules se montrent à leur surface, des végétations s'élèvent et les recouvrent.

A un plus haut degré d'infection, ce sont les

os, leurs enveloppes, les tissus blanc et fibreux qui se trouvent attaqués ; de là, les exostoses, les douleurs ostéocopes, les caries, les nécroses, etc, les engorgements profonds, les altérations du corps cellulaire, du système lymphatique, etc...

Outre ces maux terribles que le virus vénérien peut directement engendrer, il en est d'autres qui, comme nous l'indiquerons dans la suite, s'ils ne sont pas sous sa dépendance immédiate, sont entretenus, activés, fâcheusement influencés par lui, et méritent une étude sérieuse eû égard à leur extrême fréquence dans notre ville, à l'obscurité qui voile encore leur origine, et aux dissidences d'opinions qui partagent les écrivains.

Toutes circonstances égales d'ailleurs, tous les individus ne sont pas, au même degré, impressionnables par la maladie vénérienne; quelques-uns heureusement exceptés, semblent réfractaires à l'infection; d'autres, s'ils sont atteints par des symptômes primitifs, les voient disparaître d'eux-mêmes, ou simplement sous l'influence des moyens hygiéniques, d'une médication antiphlogistique ou émolliente. Des phénomènes constitutionnels ne se manifestent jamais plus tard. Mais, après l'infection, un traitement suivi, sous la direction d'un médecin habile, devient indispensable dans la majorité des cas pour arrêter les accidents primitifs, ou pour prévenir les rechutes. Ces différences semblent dépendre d'une idiosyncrasie particulière, impossible à déterminer à l'avance, mais dont on constate la réalité par l'observation.

Des exemples du même genre appartiennent à d'autres affections contagieuses, à quelques éruptions cutanées, la gale, la variole, etc., etc.

Il est important pour nous de signaler les conditions qui favorisent le développement de la maladie, lui donnent une ténacité plus grande, ou qui aident dans leur apparition les symptômes consécutifs.

Les individus lymphatiques, d'une organisation frêle et débile, dont la fibre musculaire est molle, chez lesquels la circulation s'opère avec lenteur et faiblesse, trouvent en eux une prédisposition funeste aux accidents généraux. Si le mal est plus lent à se déclarer, si les phénomènes de réaction sont moins prompts et moins aigus, ils sont plus longs, lorsqu'une fois ils se sont produits, et plus rebelles aux moyens curatifs.

Quelle que soit la méthode suivie dans le traitement des maladies vénériennes, la résolution complète, la guérison ne s'éffectue pas chez tous les sujets avec une égale facilité : les accidents constitutionnels ont des causes prédisposantes qui tiennent au tempérament des individus. Le professeur Biett, médecin de l'hôpital St-Louis,

admettait la constitution lymphatique comme
la plus puissante de toutes ces causes. Le docteur
allemand J. A. Albers a émis la même opinion
dans les nombreux articles qu'il a publiés dans
les journaux sur la syphilis. M. Martins, dans un
beau travail sur les syphilides, dit que sur trente
deux malades qui lui ont présenté des accidents
consécutifs de cette nature, dix-neuf étaient d'une
constitution faible et lymphatique.

Qu'on se rappelle les traits principaux qui
caractérisent l'organisation physique des habitants
lyonnais, et l'on ne tardera pas à se convaincre
des chances favorables que leur constitution peut
offrir au développement, à l'intensité de la syphilis, aussi bien que de l'importance des mesures
qui doivent servir à combattre ou à diminuer
sa fréquence dans notre ville.

Les phénomènes constitutionnels qui ébranlent
si fortement l'organisme, peuvent s'étendre encore et s'étendent en effet avec facilité à cette
partie de notre population dont le système nerveux
est impressionnable aux plus légères sensations,
quelles que soit leur nature ou leur cause. Une foule
d'observateurs, et en dernier lieu parmi nous, le
docteur Baumès (1), ont établi que « les malades
doués d'un système nerveux très-irritable, sont

____

(1) Baumès, *Précis théorique et pratique sur les maladies vénériennes.*

plus intimement et plus opiniâtrement affectés par la diathèse syphilitique. »

Cette susceptibilité morbide s'accroît à Lyon sous l'empire de tous les éléments qui agissent d'une manière débilitante sur la constitution des citoyens. Ces causes les plus évidentes sont : les écarts de régime auxquels les entraînent des habitudes vicieuses, le libertinage, les fatigues excessives d'un travail forcé ; ce sont, en outre, la mauvaise nourriture, qui ne fournit pas des principes réparateurs suffisants, l'habitation dans des réduits étroits ou obscurs, humides ou mal aérés ; la température froide, pluvieuse, inconstante de notre climat, qui ne laisse pas les fonctions de la peau s'accomplir avec régularité, et se mettre en harmonie avec les besoins du corps.

« L'économie, suivant le docteur Baumès, tend naturellement à se débarrasser du principe infectant, par des voies de dépuration qu'il est difficile ou plutôt impossible de bien apprécier. Mais, si l'organisme est troublé, arrêté dans sa tendance salutaire, dans ses efforts de dépuration, l'infection due au transport du germe spécifique, ne peut se perdre ; on voit des mouvements fluxionnaires s'établir sur l'organe le plus impressionnable.»

Cette doctrine, d'accord en tout point, avec les faits que nous avons tous les jours sous les yeux, basée sur une série d'observations incontestables, recueillies dans notre ville, est parfaitement exposée dans le livre du docteur Baumès (1).

Depuis long-temps on remarque avec justesse que, dans les pays chauds, dans les contrées à température égale, ou chez les malades riches, qui peuvent mener une vie réglée, et se placer dans de bonnes conditions hygiéniques, la syphilis fait moins de ravages, disparaît plus sûrement et avec plus de promptitude. L'ancienne Faculté de Montpellier, autrefois si renommée pour la guérison de cette maladie, était surtout redevable, à notre avis, de cette prétendue supériorité à la douce chaleur de son climat, aux précautions, aux soins de toute espèce dont étaient entourés nos malades privilégiés auxquels la fortune rendait un tel déplacement facile, tandis qu'il était impraticable pour la multitude, condamnée à souffrir au milieu des pernicieuses conditions qui l'environnaient. La thérapeutique proprement dite, les procédés médicaux, étaient les mêmes à Lyon et à Montpellier ; nous avons pu nous en convaincre par la recherche des faits cliniques, par la lecture des ouvrages publiés ; et cependant, les succès dans ces deux villes n'était pas semblables. La

(1) Ouvrage cité.

puissance de la température sur l'affection vénérienne se dévoile à nous par l'observation,
par l'examen de la marche de la syphilis, de sa
durée en hiver, et pendant la belle saison : des
différences notables se font remarquer. La lon-
gueur du traitement nécessité par la prolongation
des symptômes est évidente dans nos mauvais
temps. La durée habituelle de la maladie, suivant
nos calculs, n'est plus de quatre semaines ; elle
est alors retardée jusqu'au trente-huitième ou au
quarantième jour.

A la suite de l'infection syphilitique, le germe
peut-il rester caché en gardant le caractère qui
lui est propre, pour se dévoiler, comme quelques-uns l'assurent, après vingt-cinq ou trente
ans d'incubation, en conservant sa forme primitive, son élément contagieux ?....

L'expérience, l'observation nous ont appris
que des accidents de cette nature, peuvent se
montrer long-temps après la guérison , *complète
en apparence*, après la disparition des symptômes
premiers. M. Gibert, médecin de l'hôpital St-Louis,
à Paris , dans un remarquable mémoire *sur les
syphilides* , cite de nombreuses et authentiques
observations dans lesquelles les signes vénériens
ont surgi à une très-longue distance de la contagion, et sans qu'il y ait eu chance ou possibilité
d'une inoculation nouvelle. « On ne saurait re-

mettre en problème (1) que certaines circonstances physiologiques ou pathologiques avancent
ou retardent le développement du virus vénérien,
en arrêtent indéfiniment les effets, en suspen-
dent la marche. La maladie, après avoir été
assoupie nombre d'années, se montre souvent
chez les femmes, à l'époque de la cessation des
règles. » Contractée en même temps que la con-
ception a eu lieu,(2) on l'a vue d'autres fois rester
cachée durant la grossesse et n'apparaître qu'a-
près l'accouchement.

Nous lisons des exemples à l'appui de ces faits,
dans les écrits de plusieurs syphilographes lyonnais : il est démontré, pour eux et pour nous,
que les effets de la syphilis ne sont pas toujours
successifs et continus, que la maladie qui sem-
blait avoir cessé, ou qui n'avait pas agi en apparence sur l'organisation extérieure, se réveille
parfois, et décèle des symptômes constitutionnels ; s'ils ne sont plus contagieux, s'ils ne sont
pas capables de s'inoculer, ils sont susceptibles
de se transmettre par hérédité. Ils ont perdu en
partie leur cachet spécial, ce qui ne leur empêche pas de modifier, d'altérer progressivement
la constitution des sujets. Ces phénomènes, dont

(1) Fodéré , *Leçons sur les épidémies.*
(2) Feu Cullerier neveu.

le virus est incontestablement la source première,
ont été regardés par quelques médecins comme
constamment étrangers à la vérole, et comme ne
devant jamais lui être rapportés. « Ces malades, il
est vrai (1), ne communiquent point la syphilis
aux personnes avec lesquelles ils ont commerce,
l'affection leur est propre : l'individu seul a dégénéré, mais il arrive alors que de père en fils, ils
produisent des hommes plus faibles et plus dé-
licats. C'est, je crois, par cette raison qu'on remarque dans des villes, et même dans des nations
entières où la vérole est commune et héréditaire,
une dégradation sensible de l'espèce humaine. »

Cette cause doit avoir une action très-marquée
sans doute, parmi nous, mais elle ne saurait
être, dans ces cas, considérée comme agissant
isolément.

Le docteur Gibert, dont le nom est une autorité en pareille matière, écrit (1) avoir observé
souvent des symptômes syphilitiques résultant
d'un virus ancien, caché dans l'économie, durant un espace de temps quelquefois très long :
« L'explosion du mal dont le germe gît latent est
déterminée par quelque commotion morale ou
physique. »

(1) Fabre, *Traité des maladies vénériennes.*
(2) Gibert, *Traité pratique des maladies de la peau.*

Il est prouvé que le principe morbide peut exister dans les fluides, sans se déposer forcément dans un temps donné, sans se manifester par des signes positifs et dans des limites déterminées sur un ou plusieurs organes.

La plupart des pathologistes contemporains repoussant les idées de leurs prédécesseurs qui n'établissaient le siége des maladies que dans les tissus des organes, qui regardaient les solides comme seuls susceptibles d'être affectés, accordent maintenant une grande importance à l'altération des liquides.

Loin de se préoccuper exclusivement d'un système, ils acceptent toutes les conséquences fournies par une observation consciencieuse dans la recherche de la vérité.

Il n'est pas en notre pouvoir de fixer d'une manière exacte la durée de la période d'incubation dans la maladie; seulement l'étude des faits nous autorise à penser que les *accidents primitifs* peuvent, chez certains individus, surgir plusieurs mois après l'inoculation du virus, tandis que les *symptômes constitutionnels* plus long-temps palliés ou cachés, peuvent venir surprendre des malades qui n'avaient subi aucun traitement rationnel, ou qui depuis nombre d'années se croyaient guéris, et en dehors de toute influence syphilitique.

Nous admettons que ce même virus, introduit dans l'économie, est susceptible de modifier à la longue, des constitutions saines et robustes; il n'a point alors de caractère spécifique, mais il devient un élément de fréquence et de gravité dans plusieurs affections populaires.

B. Vigarous, l'un des professeurs et des praticiens les plus renommés de Montpellier à la fin du siècle dernier, a consigné dans *ses œuvres de chirurgie pratique*, d'intéressantes remarques, des observations curieuses sur la question qui nous est soumise.

« La syphilis (1) est toujours une maladie sérieuse, en raison des maladies concomitantes et antécédentes dont est affecté le sujet. »

L'art n'étant pas toujours assez puissant pour détruire le germe avant qu'il ait jeté de profondes racines, le mal, plus tard, s'allie avec d'autres vices, ne peut plus disparaître, se dissiper de lui-même, ou être éteint par une médication spéciale. Alors la cachexie vénérienne, dernier degré de l'infection, fait subir au sang une altération évidente dans ses diverses qualités, dans ses principes constitutifs. Comme dans la plupart des affections asthéniques, la quantité du sérum augmente, il y a diminution dans les globules rou-

---

(1) Ricord, *Traité pratique des maladies vénériennes.*

ges, dans les parties fibreuses, dans les propriétés excitantes. Premier agent de la nutrition, le sang est le point de départ, la source des modifications qui la détériorent.

La syphilis aggrave par sa présence des lésions qui sans elle ne présenteraient aucun danger, ou ne seraient pas nécessairement mortelles ; elle sert de cause prochaine à différentes maladies en faisant naître ou revivre d'autres dispositions cachées.

Imbus de ces doctrines, certains législateurs ont prescrit autrefois dans les temps d'épidémies, de chasser les femmes publiques de l'enceinte des villes.

Des auteurs, Sanchez entre autres, ont admis que la vérole peut se larver sous l'apparence de toutes les maladies connues : à notre sens, cette proposition n'est plus admissible. Seulement, les changements qu'éprouve l'organisme, le disposent à des lésions diverses, qui, sans la syphilis, ne se seraient probablement pas montrées ou auraient été moins généralement répandues.

Il existe une grande loi pathologique qui reçoit son application par le mode dont la syphilis se produit, ou se multiplie dans notre cité. Lorsqu'un organe, ou un système dans l'économie, est plus faible, c'est toujours sur lui que s'exerce de préférence l'action des causes morbifiques.

Comme la constitution lymphatique prédomine à Lyon , comme elle est impressionnable entre toutes les autres, comme de prime abord le virus agit sur les organes circulatoires, on devait nécessairement rencontrer dans les maladies vénériennes invétérées , ou dans leurs dégénérescences, des signes d'altérations de la lymphe, de son appareil, ou de ses fonctions. Ces altérations qui ne s'accomplissent que très-lentement sont susceptibles d'être aggravées par les circonstances extérieures, capables elles-mêmes de les engendrer.

Cette dernière considération a donné le change à plusieurs auteurs; elle a fait naître le doute dans leur esprit , les a conduit à nier l'origine de certaines affections , parce qu'elles dépendent quelquefois aussi de causes différentes de la syphilis.

Les écrivains qui n'admettent point la contagion devaient naturellement , pour être logiques, nier la gravité du mal, repousser l'hérédité. Nous lisons dans un traité de la maladie vénérienne, jouissant dans le monde médical d'une considération méritée à plus d'un titre (1) : « Si quelques malades ont succombé, ça été par suite d'accidents successifs auxquels le traitement n'a pas

(1) Devergie, *Traité des maladies vénériennes.*

été toujours étranger, ou d'affections incidentes dont la syphilis était innocente....... Les femmes qui en sont atteintes, conçoivent et mettent au monde des enfants souvent mieux constitués que les enfants des femmes saines. »

Ce sont là, nous le répétons, des erreurs que nos doctrines condamnent, et dont la pratique fait justice à chaque instant. Des exemples exceptionnels ne doivent point être posés comme règles générales. Nos principes sur ce point sont résumés dans ces propositions de Ballexerd (1) : « Tous les vices du corps, je dirais presque aussi tous les vices de l'âme, se perpétuent par la génération. Entre toutes les causes qui coupent le fil de la vie dans le bas âge, ou qui l'assujettissent dans la suite à mille infirmités, il n'en est point de plus considérable et de plus familière que le caractère d'hérédité de nos parents maladifs : si le sang est imprégné de quelque levain particulier, l'humeur génitale sera viciée; le germe qui en provient, ou plutôt qui est fécondé par elle, participe immanquablement de l'altération de cette liqueur. Ce germe, à la vérité, peut acquérir une nouvelle perfection, ou subir des altérations nouvelles dans le développement qui s'en fait chez la mère, mais il serait impossible qu'il ne participât point

____

(1) Ballexerd, *Dissertation sur cette question : Quelles sont les causes principales de la mort d'un aussi grand nombre d'enfants, etc. etc.*

aux vices des principes séminaux des parents infectés. »

Nous ne voulons point revenir sur la question
d'hérédité de la maladie vénérienne. Celle propriété est démontrée par une foule d'exemples
enregistrés dans les écrits d'un grand nombre de
praticiens ; des observations incontestables remplissent la plupart des monographies. De la se-
mence d'un père infecté, Bell a vu naître des
enfants entachés de la syphilis : Louis, Fabre,
Mahon, Bertin, Portal, Cullerier, Baumes,
Lagneau, Swediaur, Hunter, Lallemand, Ricord, etc..... donnent des preuves à l'appui de
cette opinion qu'ils partagent. Parmi les médecins
lyonnais, les docteurs Vitet, Mothe, Martin jeune,
Sainte-Marie, Répiquet, Richard de Nancy, Chapeau, Bottex, Bienvenu, Baumès, reconnaissent
et décrivent la syphilis héréditaire. La nutrition
chez le fœtus est altérée dans sa source. Les
enfants en venant au monde, offrent, suivant
l'expression de Doublet, *la miniature de la dé-
crépitude;* il ne faut pas cependant, considérer
toujours l'aspect sénile comme un signe certain
de l'infection syphilitique. Les rides à la peau,
l'état de maigreur, cet extérieur flétri et misérable
proviennent également d'autres dispositions ca-
chectiques, de souffrances, de privations éprouvées
par la mère durant la grossesse.

Mais, lorsque les renseignements obtenus, les antécédents de la famille permettent de soupçonner l'existence du virus ; lorsque des pustules recouvrent le corps, des ulcérations envahissent les ouvertures naturelles; lorsque des végétations s'élèvent, on ne saurait douter que le principe contagieux n'ait exercé déjà ses ravages dans le sein de la mère. Le système lymphatique est imprimé de son cachet spécial ; son influence s'étend aux nerfs de la vie organique, et à ceux de la vie animale ; elle change leur mode d'action sur les organes auxquels ils portent le sentiment et la vie ; elle altère donc forcément les fonctions après avoir modifié le parenchyme.

L'avortement est très-souvent la conséquence inévitable de ces lésions profondes; les enfants viennent au monde, morts, ou avant terme.

Dans l'espace de six mois, le docteur Bienvenu a observé à l'hospice de l'Antiquaille treize fausses-couches chez des femmes vénériennes. Les sages mesures, l'habileté qui ont présidé à la médication employée, nous donnent l'assurance que ce n'est point la médecine qu'il faut accuser de ces accidents déplorables.

A l'Hôtel-Dieu de Lyon, dans la salle Montazet (femmes payantes), seize observations de cette nature ont été recueillies soit par nous, soit par nos collègues, dans l'espace de trois années ; tous ces avortements avaient été facilités ou occasionnés par l'existence de la syphilis.

A l'hospice de la Charité, la mortalité des nouveau-nés porte spécialement, d'après les rapports des chirurgiens-majors, sur les enfants entachés du virus vénérien.

Un des accoucheurs les plus répandus de notre ville, nous a assuré que, d'après son expérience et ses relevés étiologiques, sur cent accouchements prématurés, avortements, parmi les femmes ou les filles du peuple, un dixième doit être rapporté à la même cause.

Sur dix accidents de la même nature dont nous avons été témoins, trois en dépendaient également.

« Les enfants qui arrivent au monde de filles vénériennes (1), présentent parfois des traces non équivoques d'infection au moment de la naissance ; d'autres fois, la maladie ne se manifeste que trois, quatre ou cinq mois après. » La médecine, comme toutes les sciences, a ses bornes, ses limites, que la sagacité la plus profonde ne peut quelquefois franchir. «Tous les médecins (2) qui ont suivi des enfants nés de parents infectés, ont eu occasion de remarquer que plusieurs n'ont

____

(1) Richard de Nancy, *Traité pratique des maladies des enfants.* Lyon, 1839.

(2) Bertin, *Traité de la syphilis des nouveau-nés.*

offert des symptômes syphilitiques que quelques mois après la naissance, et même qu'à l'époque du sevrage ; ces mêmes enfants avaient présenté auparavant les signes extérieurs de la meilleure santé. »

Lorsque la maladie a revêtu la forme constitutionnelle, elle n'est plus contagieuse suivant nous, et suivant la plupart des auteurs spéciaux contemporains.

Dans un mémoire dont il a donné, en 1840, lecture à l'Académie Royale de Médecine de Paris, le docteur Huguier a commis une erreur à conséquences funestes, en soutenant et en s'efforçant de réhabiliter de nouveau cette opinion : que les enfants atteints de phénomènes consécutifs, secondaires, peuvent toujours inoculer la syphilis aux nourrices qui les allaitent. Le défaut d'observation, l'incertitude sur l'époque de l'apparition des phénomènes primitifs, les difficultés du diagnostic, dans leur origine, ont amené ou peuvent occasionner de fréquentes méprises ; ils sont, à notre avis, la cause habituelle des malheurs de ce genre.

Cette croyance que *toujours* la maladie vénérienne est contagieuse, se trouve généralement répandue dans nos campagnes ; on doit lui attribuer l'abandon, et par suite la mort d'un grand nombre d'enfants. Nous tenons du docteur Muret de

St-Jean de Bournay (Isère), qui plusieurs fois a signalé ce mal aux administrateurs de nos hospices, que dès que les femmes nourrices soupçonnent ou aperçoivent un signe de maladie vénérienne sur un enfant apporté de la ville, pleines d'horreur pour cette affection, incapables de juger de la réalité ou de l'absence du danger, elles repoussent le nourrisson de leur sein, ne le soutiennent plus qu'artificiellement et avec répugnance. Le malheureux devient bientôt victime d'un régime qui n'est approprié ni à ses besoins ni à ses forces.

C'est là, nous en sommes certains, une cause de mort très-fréquente pour les enfants des grandes villes, et de Lyon entre autres. Aucun relevé, même approximatif, n'a été tenté à cet égard. Il est bien difficile de rassembler des éléments statistiques sur l'action de la syphilis envisagée sous le point de vue des pertes qu'elle fait essuyer à notre population : elles sont rapportées presque toujours à d'autres maladies, tenues secrètes, avec grand soin, par les parents. Quelques observations basées sur des recherches individuelles sont seules à notre connaissance, et ne nous permettent pas de généraliser les faits. Feu le docteur Girard, médecin distingué, qui durant près de vingt ans a exercé notre profession dans un canton du département de l'Isère où un grand nombre d'enfants lyonnais sont reçus et élevés, a vu périr constamment les deux tiers des malheureux infectés de la syphilis; le chiffre de ces malades, depuis douze ou quinze années, suivant lui, allait toujours en augmentant.

Sur trente-six enfants venus au monde avec les signes de la vérole, dont M. le docteur Richard de Nancy (1) rapporte l'histoire, dix-sept seulement ont vécu; tous les autres ont succombé à l'action destructive du virus, et sont morts à une époque peu éloignée de la naissance. Quatre fois sur neuf exemples, il nous a été donné de vérifier la proposition de Swediaur (2) : « La plupart des enfants qui naissent avec la vérole meurent bientôt après. » Les registres de mortalité de l'hospice de l'Antiquaille la confirment aussi. Sur 73 décès qui ont eu lieu en huit ans dans les infirmeries où sont traitées les affections vénériennes, ving-huit portent sur des enfants au dessous de 24 mois. Chez les adultes, ce n'est que rarement que les accidents vénériens sont capables de déterminer la mort, mais ils la précipitent souvent. Le docteur Répiquet, sur dix mille militaires vénériens, n'a perdu que deux malades de cette affection. D'après le mouvement officiel de la popula-

---

(1) *Traité pratique des maladies des enfants.*

(2) *Traité des maladies vénériennes.*

tion à l'Antiquaille, en 1839, un vénérien est mort sur 517 hommes, et parmi les femmes *une sur 37 a succombé.*

En 1840, sur 618 hommes, 3 seulement sont morts dans les salles de vénériens.

Sur 787 femmes on a compté 19 décès.

Ces chiffres divers donnés par les comptes rendus administratifs ne sont pas rigoureusement exacts : comme nous l'avons fait pressentir, on a rapporté à la syphilis, la mortalité résultant des affections graves de la peau, ou de lésions étrangères survenues dans les infirmeries.

Ainsi, les vénériens décédés en 1839, portés à 17, suivant le rapport administratif, n'ont été réellement que de 11 sur 1112 malades. Il faut considérer, d'autre part, que les deux tiers de ces décès appartiennent à des affections autres que les maladies syphilitiques.

D'après un rapport du docteur Nichet, chirurgien en chef de la Charité (1), la mortalité des filles mères à l'hospice, doit être attribuée surtout à des accidents étrangers qui viennent compliquer leur état ; en première ligne, parmi eux, il place les accidents vénériens. Le docteur Bienvenu (2), dans son mémoire sur la syphilis, con-

---

(1) *Extrait du compte rendu administratif*, année 1839.

(2) *Mémoire déjà cité.*

firme ces observations par des exemples tirés de
sa pratique à l'hospice.

Lorsque l'enfant n'a point été souillé dans
le sein de sa mère, et n'a été imprégné qu'au
passage; le virus en s'inoculant détermine des
symptômes *primitifs contagieux*. Ils sont faciles
à reconnaître, ont un caractère plus tranché, leur
marche est plus rapide, les désordres qui les accompagnent sont plus promptement mortels. Mais
lorsque la maladie est innée (*syphilis connata*),
il arrive quelquefois qu'elle ne présente pas,
d'emblée, les signes de la vérole; elle n'établit
pas immédiatement de fluxion dans un point de
l'économie; mais, par son action lente, délétère,
le venin épuise, éteint les forces physiques dans
l'enfance; il crée des êtres faibles et infirmes qu'il
prédispose aux altérations lymphatiques ou séreuses, aux désordres de l'innervation, aux convulsions, aux inflammations cérébrales, à la
diathèse scrophuleuse, etc..... etc..... Il arrive que
ces accidents ne se manifestent qu'à un intervalle
éloigné de la naissance, et même qu'ils ne se font
jour qu'à l'époque de la dentition. Le docteur Richard de Nancy a développé ces principes, dans
son livre sur les maladies des enfants. Ces faits
sont prouvés et défendus par M. Baumès, qui appelle à son aide l'expérience et le raisonnement.

Il admet avec d'autres écrivains que malgré les

efforts de la nature éliminatoire, le germe syphilitique modifié dans l'organisme, peut résister,
les phénomènes morbides prendre d'autres formes; les dégénérescences lymphatiques, scrophuleuses, dartreuses, etc..... etc...., apparaître
consécutivement.

Tous les enfants ne sauraient être affectés à un
égal degré : le germe n'a point constamment la
même énergie; la nourrice, les soins, les précautions hygiéniques ont une influence immense
qu'il importe de ne pas oublier. Ici, encore, les
syphilographes ne sont point unanimes : M. Ratier, et feu Cullerier neveu nient formellement
que la vérole héréditaire puisse demeurer latente
pour se développer seulement à l'époque de la
dentition ou de la puberté; ils prétendent que ce
sont là des accidents de rachitisme ou de scrophules attribués gratuitement à la syphilis originelle. Il n'existe pas de succession directe, sai-
sissable entre ces lésions; les troubles fonction-
nels sont de nature différente, sinon opposée; ils
n'ont, à leur avis, aucune analogie, aucun rapport; il leur répugne de les considérer comme
venant de la même source.

Ces dénégations pures et simples seront-elles
jugées suffisantes pour ruiner l'opinion d'une
foule de praticiens expérimentés, qui soutiennent
une doctrine reposant, à la vérité, sur des faits

impossibles à démontrer d'une manière rigoureuse, mais qui ne sont pas moins rationnels,
qui ne sont pas plus obscurs que beaucoup de
phénomènes physiologiques ou pathologiques
nullement contestés?........ M. Ratier a été bien
sévère dans la manière dont il a jugé ses antagonistes, lorsqu'il a dit : « Il faut lire ces sortes
d'histoires (*histoires des accidents consécutifs
qui surgissent sans caractère spécial, à une
époque éloignée de la naissance, ou de l'infection*), pour voir jusqu'où peuvent aller la légè-
reté, la prévention, l'oubli de la logique et du
bon sens. »

Cette phrase est loin d'ébranler notre conviction, basée sur la pratique médicale; ce ne sont
point là des arguments, des objections capables
de nous satisfaire, ou de nous réduire au silence.

Lorsqu'un enfant né de parents forts et robustes,
mais sous l'action du virus vénérien, ne présente
aucun signe de syphilis en venant au monde, est
confié à une excellente nourrice, est élevé dans les
meilleures conditions hygiéniques, il arrive parfois
que cet enfant ne participe pas à la bonne constitution de sa famille, qu'il ne profite point des
qualités bienfaisantes du lait de sa nourrice, et
des avantages de sa position : malgré tous les
soins dont il est entouré, il reste chétif, valétudi-
naire, rachitique : dans ces cas, nous croyons

être fondé à faire peser sur la syphilis des maux auxquels on ne trouve aucune autre cause déterminante, active, et que l'influence d'un germe spécifique existant chez les parents peut seule expliquer. Si, après un traitement convenable suivi par eux, un second enfant survient, est placé dans les mêmes circonstances que le premier, et quelquefois dans une situation pire; si malgré ces chances défavorables, le nouveau-né se fortifie en se développant, s'il est exempt des misères, des souffrances qui ont assailli le premier, si les révolutions du jeune âge se passent sans perturbation marquée dans l'économie, est-il donc absurde, déraisonnable d'attribuer ces différences à l'action ou à l'absence du principe contagieux? Nous soutenons d'après ces exemples qui se renouvellent à chaque instant, sous nos yeux, que le virus a, chez le premier sujet, imprimé une modification funeste à tout l'organisme, tandis qu'il n'a point étendu ses effets jusqu'au frère.

Ce ne sont pas là des hypothèses avancées à plaisir, mais bien les résultats d'observations nombreuses recueillies dans tous les pays, par des médecins dignes de foi. On admet la transmission originelle de certains penchants, de certaines facultés; des maladies sont réputées héréditaires, se montrent vingt ou trente ans après la naissance, sans qu'aucune autre présomption, qu'aucun signe les ait révélées jusque là, et l'on ne voudra pas qu'un élément aussi énergique que le virus vénérien, soit susceptible de produire une perturbation morbide chez un enfant qui en aura reçu et modifié l'impression, sans en être complètement débarrassé?....

Nous persistons à reconnaître à la syphilis une grande influence sur certaines maladies de l'enfance; nous la considérons aujourd'hui, comme un des principes qui, à tous les âges, peuvent exercer une action incontestable dans l'apparition de diverses affections morbides : nous allons passer en revue les principales, les plus évidentes pour nous.

Malgré les théories de plusieurs maîtres, de Cullen, de Kortum, de Baudelocque, entre autres, nous envisageons la syphilis comme une des causes qui, en général, aident à l'apparition des scrophules dans les grandes villes, et qui, en particulier, les multiplient dans la cité lyonnaise.

Les objections que l'on a soulevées, et que l'on tire de l'ancienneté de ces affections, de la bonne santé de certains enfants qui ont eu la vérole, ou qui sont issus de pères qui en étaient affectés, de la fréquence des écrouelles dans quelques pays où la syphilis est très-rare, ne sauraient nécessiter une longue réponse de notre part : nous ne prétendons point que le virus dégénéré, ou modifié, soit l'unique cause des scrophules, mais qu'il devient une de leurs causes incontestables dans quelques localités ; les changements qu'il opère alors s'accomplissent sur le système lymphatique ; ils n'apparaissent pas sous la forme syphilitique caractérisée. Le principe peut agir isolément ; mais, pour l'ordinaire, dans notre ville, il joint son action à celle d'autres causes, telles que l'air, le climat, le régime, les habitudes, etc. M. Ricord, dans ses notes sur le Traité de la syphilis de Hunter, soutient que les symptômes primitifs ne sont pas héréditaires ; que les symptômes secondaires se transmettent des parents aux enfants, et que les accidents tertiaires cessent de se communiquer par hérédité, mais deviennent le germe de scrophules.

« Si cette opinion était une fois démontrée par un très grand nombre de faits observés (et la vaste expérience de M. Ricord mérite certainement une grande considération), elle jetterait de nouvelles lumières sur l'hérédité de la maladie vénérienne (1). »

Les autorités rangées à notre avis, qui défendent notre proposition, sont imposantes : nous mentionnerons Astruc , Rosenstein , Camper ,

____

(1) Extrait du Rapport fait sur notre travail par le docteur Gauthier, et approuvé par la Société de médecine de Lyon.

Stoll, Portal, Hufeland, Alibert, Richerand, etc.
Déjà, il y a plus de deux siècles, Baillou
avait posé comme aphorisme : « *Lues venerea,
strumæ, elephas aliquid habent cognatum.* »
Le célèbre nosologiste Sauvages, parlant des
écrouelles (2), dit qu'elles proviennent souvent
de la dégénérescence syphilitique. « A l'hôpital
St Louis, professait Alibert, presque toutes les
maladies scrophuleuses doivent leur origine à
une infection vénérienne transmise par voie d'hérédité. On peut même assurer que c'est la cause
organique la plus fréquente. Nous avons eu occasion de nous en convaincre, puisque nous avons
souvent donné des soins à des individus victimes des débauches de leurs pères. Méfiez-
vous, répétait le même auteur, dans ses brillantes
leçons, et dans son langage métaphorique, mé-
fiez-vous de ces femmes aux formes admirées
dans le monde, au teint de lys et de roses ; cette
beauté regrettable n'est due trop souvent qu'à
un mélange de syphilis et de scrophules. » Le
docteur Baumes, de Montpellier refuse à la maladie vénérienne une influence aussi directe, aussi
marquée que celle que nous lui attribuons.
C'est aussi l'expérience qu'il invoque, et qui a
servi, dit-il, de base, à son opinion. Il ne

_____

(2) Classe **X**, *Cachexies.*

nous appartient point de contester les faits qu'il avance comme résultats de son expérience; mais nous rappellerons ce que nous avons exposé sur les effets d'une température chaude, douce, égale, sur son action résolutive, efficace dans les phénomènes vénériens. La syphilis habituellement plus bénigne dans le midi, peut plus aisément s'y terminer d'elle-même, par les seuls efforts de la nature ; cette guérison est plus certaine encore lorsqu'elle est activée par les ressources de l'art mises en jeu par des mains habiles. La dégénérescence, dans les pays chauds, doit donc être plus rare que chez nous : or, on sait que c'est là surtout que le professeur de Montpellier a été en position d'observer.

A Lyon, tous les mémoires de médecine pratique, les comptes-rendus, les rapports des médecins des hôpitaux, du dispensaire, des autres œuvres de bienfaisance, qui accordent aux mauvaises conditions hygiéniques, à l'habitation dans une grande ville, la valeur qui leur appartient dans l'étiologie des scrophules, mettent aussi en première ligne, l'existence et l'accroissement de la syphilis au sein de notre population.

Charmetton, chirurgien major de l'hospice de la Charité, vers la fin du siècle dernier, a formulé cette remarque dans son *Traité des écrouelles*, couronné par l'Académie royale de Chirurgie.

Celte pensée a été admise comme vraie par la plupart des médecins ses successeurs.

Le docteur Chapeau (1), en 1822, a écrit : « C'est aux progrès de la syphilis que nous devons la fréquence plus grande d'une maladie dont les ravages sur notre population sont immenses : je veux parler des scrophules (maladie écrouelleuse). Cette affection chez les jeunes sujets est la cause la plus fréquente du carreau, de la phthisie, des tumeurs blanches, des suppurations chroniques; et ces maladies que nous rencontrons à chaque instant, dans le peuple, sont presque toujours mortelles. » Le docteur Baumès (2) professe des doctrines semblables dans son ouvrage.

Il n'existe pas une dissemblance aussi grande entre les scrophules et quelques signes vénériens que nos antagonistes l'ont prétendu. Les deux maladies paraissent avoir leur siége principal dans les systèmes, dans les humeurs séreuses et lymphatiques; l'une et l'autre portent le trouble dans la nutrition, elles ont plusieurs symptômes qui sont en quelque sorte communs. Cherchant à étudier les rapports qui existent entre ces deux altérations morbides, nous avons observé (dans l'espace de cinq années) près de cinq

---

(1) *Mémoire sur la fréquence de la syphilis à Lyon, et sur les moyens d'y remédier.*

(2) *Précis sur les maladies vénériennes.*

cents enfants dans une de nos salles d'asile les plus fréquentées, et environ douze cents élèves dans les écoles mutuelles élémentaires. Sur ces nombres, environ deux cent cinquante sujets ont offert des caractères de scrophules plus ou moins prononcés; soixante et quinze nous ont consulté pour des maux qui en dépendaient; malgré la difficulté des aveux rarement sincères, nous avons obtenu, dans quatorze cas, la conviction que ces maladies des enfants tiraient leur origine, ou du moins leur malignité, des symptômes syphilitiques, dont les parents avaient été atteints, pour lesquels ils n'avaient suivi qu'un traitement nul ou très-imparfait. Chez tous ces enfants, l'infection ne s'était point décelée par les signes de la syphilis invétérée constitutionnelle; la modification de l'organisme, dès le bas âge, avait été toute aux scrophules; il n'y avait point eu de caractères spécifiques de vérole; seulement, en général, la dentition avait été été plus tardive; dès la naissance, ces sujets avaient été affectés de prétendues croûtes laiteuses très-rebelles, de *gourme*, de boutons qui se renouvelaient et se desséchaient facilement. Ces symptômes, suivant les parents qui se faisaient illusion, et dont la famille n'avait jamais éprouvé d'accidents semblables, étaient dus au défaut de soins des nourrices, à la mauvaise qualité de leur lait; ces causes, sans doute, pouvaient bien y avoir contribué, mais, nous le répétons, nous avons acquis la certitude qu'elles n'avaient point agi isolément.

Bertin, dans son *Traité des maladies véné- riennes chez les enfants nouveau-nés*, avait déjà fait remarquer la fréquence des éruptions à la peau parmi les enfants souillés héréditairement du vice syphilitique.

M. Baumès rapporte, après lui, des observations qui prouvent que diverses affections cutanées ou muqueuses, que certaines diathèses particu- lières, chez les enfants, peuvent se montrer après être restées plusieurs années à l'état d'incuba- tion, et avoir leur source dans les accidents con- sécutifs de la blennorrhagie qui, chez les parents, n'avaient point été entièrement guéris par une médication opportune. Le docteur Répiquet a donné des exemples semblables. Nous pourrions ajouter deux observations identiques, recueillies par nous, constatées dans la classe ouvrière, avec toutes les garanties qu'exigent de pareils faits. La difficulté de reconnaître la nature spécifique de la blennorrhagie, l'habitude de la considérer comme un simple écoulement inflammatoire qui disparaît par le seul régime, par des moyens adoucissants et faciles, est une source réelle d'accidents consécu- tifs, une cause de transmission, ou un principe de dégénérescence. Un ancien chirurgien major de notre Hôtel-Dieu, Mothe, dans ses *Mélanges de médecine et de chirurgie*, après avoir démontré par des expériences et des observations nombreuses, l'identité, dans certains cas, du virus de la gonorrhée et de la vérole proprement dite, avait aussi constaté leurs funestes effets dans les maladies dont nous parlons.

Ainsi, le virus syphilitique peut agir non seulement sur le malheureux qui en est atteint directement le premier, mais il peut encore porter son influence sur la seconde et même jusque sur la troisième génération. Portal, Alibert, Ricord, Baumès attestent cette action prolongée : elle se montre tantôt par l'engorgement strumeux des glandes et des ganglions, par la dégénérescence tuberculeuse; tantôt par le rachitisme, la carie, la nécrose, etc...

Le grand praticien Bouvart, au milieu du siècle dernier, frappé de la multitude d'enfants qui périssaient rachitiques à l'instant du travail de la dentition, fit des recherches sur les causes de cette maladie; il arriva à ces conclusions que *dans beaucoup de cas*, elle avait sa source dans le vice vénérien. Morgagni (1) a proclamé également que ce principe délétère peut dans l'enfance ramollir les os sans les carier; Lieutaud a

____

(1) Liber IV : *De sedibus et causis morborum.*

insisté sur la même observation ; Portal, qui établit six espèces de rachitisme, admet le *rachitisme vénérien*; « il n'est, ajoute-il, que trop commun, il se produit même souvent sans que la
maladie qui l'occasionne, se montre dans les
parties où il a son siége ordinaire. » Mahon, dans
ses *Recherches sur la syphilis*, consacre plusieurs
chapitres à l'étude du rachitisme, de la carie, de
la nécrose, etc..., que la vérole détermine ou com-
plique si fréquemment.

Des praticiens distingués de notre ville ont
attribué à la syphilis une multitude d'affections
graves qu'ils ont rencontrées dans leur service.

Un travail de feu le docteur Bouchet, ancien
chirurgien en chef de l'Hôtel-Dieu, publié en
1807, se trouvant annexé au compte moral des
hôpitaux de cette même année, accorde à la maladie vénérienne une influence très-grande dans
l'apparition et la production de certaines maladies,
de la carie, de la nécrose, du mal de Pott, des
tumeurs blanches, des engorgements, des gon-
flements des os, qui encombrent nos salles de chirurgie. La plupart de ses successeurs chirurgiens-
majors, témoins des mêmes faits, imbus des mêmes
principes, ont partagé sa manière de voir, l'ont
exprimée dans leurs écrits, ou dans leurs leçons.

La syphilis invétérée, ou mieux les dégénérescences qu'elle entraîne, peuvent attaquer les or-

ganes les plus essentiels à la vie. Ainsi, après avoir revêtu le caractère tuberculeux, elles se portent sur les ganglions du ventre, de la poitrine, sur le parenchyme pulmonaire. Forts de leurs observations, guidés par une longue expérience, quelques auteurs ont reconnu, dans ces cas, une phthisie vénérienne (*Phthisis à lue venereâ :*) « Æquè etiam verum est, et in praxi non rarò observandum, verè pulmonarem phthisim a merâ sanguinis et humorum alteratione, lue venereâ factâ, originem suam ducere. Ego quidem potiùs mirari soleo luem veneream, saltem unquàm sine pulmonum ulcere, et phthisi indè natâ reperiri. » Le praticien auquel nous empruntons ces paroles, Morton (1) établit même une espèce de phthisie, *a suppressione gonorrhœæ virulentæ.* Ce médecin trace de la phthisie vénérienne une description qui lui est propre, il lui accorde des traits spéciaux; il dit la reconnaître aux crachats expectorés qui sont d'un blanc jaunâtre, ou d'un jaune verdâtre, fétides, repoussants, d'un odeur nauséabonde; elle s'accompagne d'une toux très-vive, déchirante; les douleurs de poitrine sont plus fortes la nuit que le jour, le redoublement fébrile a lieu le soir; la maigreur, l'abattement sont extrêmes. Des ulcérations, des chancres indolents sillonnent, en

---

(1) Morton, *Phthisyologia*, caput VII.

même temps , l'arrière-gorge et le larynx; des taches, des pustules cuivrées sont répandues sur le corps, et principalement sur le thorax. Ces derniers symptômes appartiennent bien à la syphilis, mais les précédents n'ont point le cachet particulier que Morton leur attribuait, et qui à eux seuls constituaient, suivant lui, des signes distinctifs de toutes les autres phthisies.

Girtanner, Petit, Morgagni, Raulin, Fabre, Quarin, Mahon, Swédiaur, Sainte-Marie, en admettant une phthisie par dégénérescence, par influence du virus vénérien, ne lui ont point attribué une marche, des symptômes particuliers dans une foule d'observations pleines d'intérêt dont sont enrichis leurs ouvrages. « Certè ad luem veneream non rarò phthisim se adjungere, tùm medicinam, tùm anatomem exercentes, non ignorant (1). »

Portal (2) est un des écrivains qui ont discuté la question avec le plus de soins et le plus de détails. D'après lui, le virus peut même se porter sur le poumon, sur ses glandes lymphatiques, sans affecter en aucune façon celles des autres organes. Il devient très-difficile alors de lier l'effet à la cause, de faire ressortir les rapports qui les

(1) Morgagni, *Epistola XXII.*
(2) Portal, *Observations sur la phthisie pulmonaire.*

unissent. Aussi , parmi les pathologistes modernes, quelques - uns ne mettent pas la syphilis
au nombre des causes directes de la phthisie,
mais il ne repoussent point, ils ne nient pas
l'action qu'elle peut exercer sur le poumon,
comme sur les autres parties du corps, lorsqu'elle a modifié, altéré par son existence l'ensemble de la constitution. Des parents phthisiques ne procréent pas des enfants qui succombent nécessairement plus tard au même mal ;
mais, lorsque ces enfants sont infectés de la
syphilis originelle, les progrès ultérieurs, la
dégénérescence de ce germe, ou l'apparition
d'autres vices qui en découlent ou s'y rattachent,
manquent rarement de porter leurs effets pernicieux sur la poitrine.

La consomption pulmonaire exerce de grands
ravages au sein de la population lyonnaise. Il
faut que cette plaie de la société actuelle soit
entretenue par une cause plus active que la
diathèse scrophuleuse, ou du moins qu'elle soit
multipliée par une puissance qui donne à cet
état un plus grave caractère. Il est prouvé par
les recherches statistiques que les pays où l'on
rencontre le plus de maladies scrophuleuses, ne
sont pas ceux où se déclarent le plus de phthisies.
Cette puissance génératrice du mal peut se trouver, suivant nous, dans la multiplication de la

maladie vénérienne, et dans ses conséquences. Bien que diverses améliorations aient été introduites dans l'hygiène du peuple, la phthisie pulmonaire, loin de diminuer, semble augmenter, et suivre, en quelque sorte la syphilis dans ses développements. Sur quatre-vingt-deux observations de phthisies pulmonaires recueillies dans nos hôpitaux, nous avons vu la maladie commencer sept fois par des ulcérations syphilitiques rebelles de l'arrière-gorge et du larynx; ce n'est que consécutivement aux symptômes spécifiques, que la poitrine a été envahie, que la phthisie s'est manifestée.

«Le vice syphilitique, suivant le professeur Baumes de Montpellier (1), a souvent part à la production de la *phthisie gutturale;* mais il ne se borne pas à déterminer cette affection peu commune, il ne respecte point la poitrine; au contraire, il s'y jette quelquefois avec force..... A moins que les organes ne pèchent originellement par une débilité plus ou moins grande, il arrive rarement que la phthisie soit l'effet d'une syphilis récente; mais, lorsque le système est depuis quelque temps infecté du virus, on observe parfois que le poumon vient à s'ulcérer. La phthisie qui en provient a une marche rapide. »

(1) Baumes, *Traité de la phthisie pulmonaire.*

Je ne doute pas, a dit Kérandren (1), que la vérole ne conduise à la phthisie pulmonaire, surtout les jeunes gens qui ont une prédisposition constitutionnelle à cette fâcheuse maladie : mais il faut remarquer aussi qu'on attribue quelquefois à la syphilis un état qui n'est souvent que l'effet de l'épuisement qu'entraîne l'abus des plaisirs vénériens, et que les remèdes viennent ensuite aggraver. « La moitié des phthisies tant acquises qu'héréditaires reconnaissent pour cause le libertinage (2). »

Les docteurs Trousseau et Belloc (3), dans une série d'observations importantes, ont admis la syphilis comme principe de la phthisie. C'est le larynx qui a été primitivement sillonné par les ulcères, ou bien c'est du pharynx qu'ils sont partis. La désorganisation du poumon n'est venue qu'ensuite dans les affections syphilitiques ; « les ulcérations de la trachée - artère et du larynx peuvent exister long-temps sans amener de grands désordres ; mais les organes pulmonaires finissent par s'altérer, et la phthisie est ordinairement la suite de l'ulcération du larynx que l'on connaît sous le nom im-

(1) Kerandren, *Mémoire dans les actes de la Société médicale d'émulation*, t. 7.

(2) Descuret, *Médecine des passions*.

(3) *Traité pratique de la phthisie laryngée*.

propre de phthisie laryngée (1). Il est rare que cette affection ne soit pas une suite de l'extension des ulcérations de la gorge ; car presque toujours l'une de ces lésions coïncide avec l'autre. » Nous admettons ces faits ; mais nous ne croyons pas, avec Desruelles, qu'ils n'existent que chez les malades qui ont suivi un traitement mercuriel.

Revenant aux observations qui nous sont propres, nous pouvons affirmer que si les accidents vénériens opiniâtres que nous avons rencontrés chez cinq malades phthisiques, n'avaient pas été chez tous, le principe de cette affection, ils en étaient devenus une complication redoutable ; ils lui avaient imprimé un caractère plus fâcheux, une marche plus aiguë.

Enfin, bien que les femmes conviennent très-difficilement d'avoir essuyé des maladies vénériennes, j'ai obtenu, du propre aveu de six malheureuses phthisiques, que long-temps elles avaient ressenti les atteintes de ce virus, avant d'éprouver des symptômes de lésions pulmonaires. Nous avons vu périr, dans l'espace de cinq ans, huit enfants tuberculeux ; nous sommes persuadé par les confidences des parents, par les symptômes de la maladie, que dans trois de ces

______

(1) Desruelles, *Traité pratique des maladies vénériennes.*

cas, le vice syphilitique n'était point étranger à la mort, si même il n'en était pas la cause principale.

Le docteur Bienvenu, dans son service à l'hospice des vénériens, a observé parmi les femmes de fréquents exemples de phthisie pulmonaire ; elle a été la cause la plus énergique de la mortalité qui a eu lieu dans ses salles. Onze malades en traitement, d'après le compte rendu, ont succombé à la *consomption*. L'existence, la fonte des tubercules s'est révélée chez un nombre plus considérable ; mais, toutes les fois qu'on a pu le faire sans inconvénient, sans danger, l'hospice s'est débarrassé de ces phthisies commençantes, les a dirigés sur l'Hôtel-Dieu, ou a remis les malades à leur famille.

Dans le compte moral et administratif de l'hospice, en l'année 1840, il y a eu 22 décès dans les salles de vénériens : parmi eux, sept appartiennent à la phthisie.

Nous n'avons pas à nous occuper des accidents qui doivent leur naissance au traitement empirique de la syphilis : ce sont les malades, les médecins qu'il faut accuser alors, et non pas la maladie. Cette cause lente, obscure dans son mode d'action, ne fournit que des données très-incertaines. Broussais prétend (1) que les prépa-

---

(1) Broussais, *Traité des phlegmasies chroniques.*

rations mercurielles, administrées intempestive-
ment ou à trop fortes doses, sont bien susceptibles de déterminer des inflammations du tube
digestif, mais ne portent jamais leur influence
sur le poumon, n'ont aucun effet sur l'origine de
la phthisie. Cette proposition est trop explicite
aux yeux de beaucoup de médecins. Elle est ré-
futée avec détail par le docteur Gaspard Bernard
qui assure (1) que les mercuriaux, administrés
comme antisyphilitiques, exercent une impression
fâcheuse sur les poumons, où leur action se con-
centre.

Le cadre des maladies que certains auteurs
placent sous la dépendance de la syphilis, ou
qu'ils regardent comme en étant la suite indi-
recte, est très-étendu. Nous sommes loin de repousser leurs doctrines d'une manière complète ;
mais avant aussi de les accepter pleinement, nous
attendrons que de nouvelles expériences, ou des
observations plus nombreuses viennent les sanc-
tionner.

Des pathologistes ont cité un grand nombre de
lésions locales que nous n'avons jamais vues. Le
nombre des affections morbides rapportées par
eux à la contagion est très-grand : Astruc et son
école ont considéré le cancer, le scorbut, le rhu-

____

(1) Bernard, *Recherches physiologiques et pathologiq ues sur les phthisies.*

matisme, la goutte, les dartres rebelles, etc....,
comme dérivant de la syphilis. Mais ces maladies
qui peuvent être impressionnées, modifiées dans
leurs caractères par la vérole, peuvent aussi exister par elles-mêmes avec les signes qui leur sont
propres. « On a attribué alors à cette affection
spécifique (1) quelques-unes de leurs conséquences, comme la consomption, l'atrophie par
défaut de nutrition, la jaunisse, etc., etc., qui
existaient, qui apparaissaient bien des années
avant l'inoculation du virus. »

Il faut bien se garder de mettre sur le compte
de la syphilis toutes les maladies qui, soit chez
l'homme, soit chez la femme, prennent naissance
dans les excès du libertinage; en général, leur
signe distinctif est la chronicité. Elles portent
presque toutes le cachet d'une profonde altération des liquides; « telles sont les gastrites et les
entérites anciennes; la consomption dorsale, déjà
signalée par Hippocrate; les diverses altérations
du cœur, si communes de nos jours; la phthisie
pulmonaire sous toutes ses formes, la nombreuse
série des affections cérébrales, l'apoplexie, l'in-
duration, le ramollissement, les abcès, la dégénérescence cancéreuse du cerveau.... La débauche
a sur le système nerveux et sur l'intelligence un

(2) J. Hunter, *OEuvres complétés*, traduction de Richelot.

retentissement facile à comprendre, si on se rappelle l'excitation permanente et les pensées habituelles qui remplissent la vie du libertin; aussi l'épilepsie, la chorée, les convulsions, les aberrations de l'ouïe et de la vue, la folie, l'idiotie, la mélancolie, le suicide, en un mot, la dégradation physique et morale la plus complète, deviennent, la plupart du temps, son triste héritage (1). »

On a voulu rapporter à la syphilis le squirrhe de l'utérus, si fréquent dans les grandes villes, mais de nombreuses recherches statistiques ont établi dans ces derniers temps que cette cruelle lésion organique n'est pas plus commune chez les femmes qui vivent dans le désordre, dans la prostitution, que chez les filles vertueuses qui, par principe religieux, vivent dans le célibat et dans une continence absolue.

Levret ayant rencontré l'hydropisie chez plusieurs nouveau-nés souillés par la syphilis, donne cette lésion comme étant chez eux le résultat constant de la vérole constitutionnelle.

S'appuyant sur des faits analogues, Doublet lui avait rapporté l'endurcissement du tissu cellulaire; Fodéré partageait cet avis. Le docteur Martin jeune de Lyon, a émis le même sentiment, mais avec

____

(1) J. B. F. Descuret, *la Médecine des passions.*

plus de réserve (1) : la question, avant d'être tran-. chée définitivement, appelle un nouvel examen. Andry et Auvity, qui ont dirigé leurs recherches sur ce point pathologique, ont vu nombre de fois le sclérème se manifester sans traces de syphilis et sans que l'enfant eût été exposé au froid. Dugès de Montpellier nous fournit des exemples semblables.

Nous ne dirons point avec le professeur Carrère (2) que le détail serait infini si on suivait toutes les parties sur lesquelles le vice vénérien peut se déposer, ou qui peuvent en être lésées de mille manières diverses : « Le tableau, écrit-il, serait effrayant, car il n'est presque pas de maladies auxquelles il ne puisse donner naissance. »

Suivant Werlhoff, il produit et entretient des fièvres intermittentes rebelles. Nous n'avons jamais rien observé de semblable.

Le docteur Vitet parle (3) *du rhumatisme vérolique* qui s'est offert fréquemment à lui, dans notre ville. Le rhumatisme, très-commun à Lyon, s'y trouve souvent, à la vérité, compliqué d'accidents vénériens qui se fixent alors de préférence sur les tissus blancs, les aponévroses, les liga-

---

(1) Martin jeune, *Mémoires de médecine et de chirurgie pratique.* Lyon et Paris, 1835.

(2) Carrère, *Traité des maladies vénériennes chroniques.* 1788.

(3) Vitet, *Médecine expectante.*

ments, etc..., qui s'accompagnent de douleurs opiniâtres, sourdes et profondes, plus fortes la nuit que le jour, simulant la sciatique : ils aggravent le rhumatisme, mais ils ne lui donnent point naissance. Ces deux affections combinées sont susceptibles de se terminer par la *paralysie vénérienne.* Ce même écrivain, notre compatriote Vitet, en a tracé une description minutieuse : le quatrième volume des Mémoires de l'Académie de chirurgie possède également des observations sur cette paralysie qui amène l'abolition complète de la contraction musculaire, et attaque le plus ordinairement les membres inférieurs. Il y a perte ou diminution de la sensibilité, et en même temps abattement général des forces. Nous avons vu deux sujets, à Lyon, au dépôt de mendicité, frappés de cette horrible maladie, qui existait avec de profondes cicatrices vénériennes.

Nous ne ferons que mentionner ici les rétrécissements, suite de la blennorrhagie aiguë ou chronique, les engorgements de la prostate, les cystites que certains écoulements laissent après eux. « Qui gonorrhæâ laborarunt in juventute, solent in senectute diro urinæ ardore vexari (1). »

Des médecins et chirurgiens illustres ont avancé qu'un grand nombre de vieillards succombent à

____

(1) Baglivi, *Praxeos medicæ*, liber I.

des affections des voies urinaires, conséquences habituelles des maladies vénériennes. Le médecin actuel de l'hospice de la Charité, M. le docteur Polinière, dans le dernier compte-rendu de son service (année 1839), écrit n'avoir rien observé de pareil chez les vieillards confiés à ses soins. Le docteur Répiquet remarque aussi que durant tout le temps qu'il a passé à l'Antiquaille en qualité de chirurgien en chef, les rétrécissements du canal, les maladies de la vessie ou de ses annexes, résultant des affections spécifiques, ont été rares comparativement aux autres accidents consécutifs qu'il a eus à combattre. C'est dans les classes riches surtout qu'on rencontre ces affections redoutables; elles semblent provenir principalement d'une médication inhabile ou intempestive, jointe à un régime de vie trop surexcitant.

Une considération domine et terminera pour nous ces études pathologiques : Un des effets les plus funestes de la syphilis, est d'accroître d'une manière générale la susceptibilité morbide des organes chez les individus qui ont ressenti ses atteintes; quoique le germe spécifique ne subsiste plus, quoiqu'il ait été anéanti, soit par la médecine, soit par les seules forces de la nature, la constitution générale, fortement ébranlée, se montre ensuite plus impressionnable à toutes les influences pernicieuses; les maladies d'un autre ordre surviennent plus facilement; des causes légères qui auraient été sans efficacité, sans conséquences avant la contagion, sont devenues puissantes, et agissent vivement même après l'entière disparition du virus. Tous les tissus frappés par la syphilis, conservent souvent après l'infection une tendance plus marquée à contracter des accidents simplement inflammatoires.

INFLUENCE SUR LES HABITUDES, LE TRAVAIL, LE BIEN-ÊTRE DE LA POPULATION.

Ce ne sont pas seulement des dégradations physiques, des altérations organiques que la prostitution, que la syphilis entrainent; elles ont, dans un autre ordre de faits, des conséquences désastreuses qui réclament également toute notre attention. Déjà, dans la première partie de ce travail, énumérant les causes principales qui donnent de l'extension à ces fléaux, nous avons traité avec détail de leur influence sur l'état de notre classe ouvrière. Ces deux propositions ont entre elles une dépendance si grande, une connexion si intime, que l'une a été immédiatement présentée soit comme la vérification, soit comme la suite naturelle de la précédente.

Elles agissent sur le peuple en l'arrêtant dans ses travaux aussi bien qu'en pervertissant ses ha-

bitudes, qu'en épuisant sa constitution. Les observations des médecins sur les ravages de la maladie vénérienne, sont pleinement confirmées par
les études des économistes. M. de Gérando, dans
son admirable *Traité sur la bienfaisance publique*, prétend que la syphilis est un poison
qui circule dans toutes les veines, qui pénètre
aux principes mêmes de la vie, qui énerve dans
leur source les forces dont l'homme, aux prises
avec une situation difficile, avait besoin pour en
triompher; il détruit à la fois et la vigueur du
corps, et le pouvoir de la raison.

Les victimes, dans le début, nullement éclai-
rées sur le danger qui les menace, ou n'osant pas
avouer le mal qui se déclare, essaient de s'étour-
dir, ou de se tromper elles-mêmes. Ces accidents,
à leurs propres yeux, méritent peu d'intérêt,
ils n'ont point le côté moral qui relève d'autres
souffrances humaines. Les malheureux que le
besoin poursuit, se livrent comme auparavant
à leurs occupations journalières; ils ne s'arrêtent
que lorsque la douleur les y contraint. Aux symptômes locaux viennent s'ajouter des phénomènes
généraux plus intenses; les efforts tentés pour
lutter contre le mal, pour lui résister, donnent à
sa période aiguë une violence inaccoutumée.
Cette conduite accroît les chances funestes : des
complications apparaissent, commandent le re-

pos, élèvent les dépenses alors que les salaires diminuent ou cessent, que les ressources s'épuisent par la suspension du travail. Si l'inflammation vient à tomber par le changement de régime, la maladie spécifique n'en continue pas moins laissant subsister des lésions plus légères en apparence, mais dont la guérison est rendue difficile par les obstacles qui, dans la condition de la classe ouvrière, s'opposent à un traitement rationnel. Tous les médecins ont remarqué l'influence que la pauvreté, que les professions pénibles exercent en de telles circonstances. Cette influence se fait même sentir chez les individus placés dans une sphère plus heureuse, lorsqu'ils n'abandonnent que d'une manière incomplète la vie du monde : esclaves du devoir, ou retenus par la honte, ils trouvent à chaque instant, dans les fatigues, dans les exigences de leur état, des causes qui retardent ou empêchent leur parfait rétablissement.

Tandis que la syphilis, traitée dans nos hôpitaux, ne dépasse pas, terme moyen, le 28ᵉ ou le 30ᵉ jour, nous la voyons, malgré tous nos soins, se prolonger au dehors, jusqu'au deuxième mois, et quelquefois dépasser ce terme. Nous ne parlons ici que des symptômes primitifs survenus chez des sujets de la classe aisée; on ne devra pas s'étonner de les rencontrer, au milieu du peuple, plus graves et plus rebelles encore.

Dans l'organisation présente, tout est restreint, calculé dans le budget de l'ouvrier : vivant au jour le jour, n'ayant point en réserve d'économies pour l'avenir, ses dépenses établies sur le revenu de sa main-d'œuvre quotidienne, ne sauraient dépasser les charges habituelles de sa position. Lorsque donc, une cause imprévue, grave, comme la syphilis, le prive momentanément en tout ou en partie, de ses moyens d'existence, lorsqu'il ne peut recourir à la bienfaisance publique ou trouver un asile pour le recevoir dans sa souffrance, qu'on juge des conséquences d'un tel état, soit pour lui, soit pour la société! Un mois de suspension de salaire est plus que suffisant, en général, pour épuiser dans la classe industrielle les ressources, le crédit dont elle peut disposer, et pour engendrer une misère profonde. Les occupations qui n'étaient d'abord que ralenties, deviennent impossibles. Nous évaluons à 12 ou 15 jours, au *minimum*, le chômage que la maladie nécessite; un temps quadruple est exigé dans certains cas plus fréquents qu'on ne pense. La langueur, la faiblesse de la convalescence ne permettent pas de reprendre de suite un travail assidu; on choisit alors les ouvrages les plus simples, les plus faciles, qui se trouvent naturellement aussi les moins rétribués.

Estimant à 40 francs la perte occasionnée par

l'incapacité de travail, nous pouvons porter à une somme double la dépense faite dans le cours de la maladie, en comptant et les frais qu'elle réclame pour son traitement, et la dépense de la vie matérielle pendant sa durée. Voilà donc un déficit, ou du moins une différence de plus de 100 francs que l'ouvrier, malgré tous ses efforts, ne peut combler que bien lentement. Lorsque la santé est rétablie, une crise peut frapper l'industrie et ne pas permettre de réparer aussitôt le temps perdu.

M. Villermé a calculé qu'il faut deux ans à certains ouvriers, aux tisserands entre autres, pour combler un arriéré de cent francs.

Si quelques sommes avaient été réalisées pour les moments difficiles, elles sont dissipées par le fait accidentel, et n'arrivent plus à leur véritable destination.

Il n'est pas nécessaire d'exposer, à cette heure, les motifs et les preuves démontrant que l'action de la syphilis s'exerce d'une manière spéciale sur les célibataires, sur les ouvriers compagnons. La différence entre eux et les individus mariés est très-grande, surtout pour les signes primitifs. Les relevés statistiques dans les hôpitaux, la pratique médicale à Lyon, nous ont offert des chiffres dans la proportion de 22 à 3.

Cette cause se réunit à une foule d'autres éléments pernicieux qui, dans les grandes villes, enlèvent au service de la nation des milliers de sujets, de courageux défenseurs, ou des artisans habiles. Croit-on que la maladie vénérienne soit étrangère à ces infirmités diverses qui éloignent des cadres de l'armée les deux tiers de la jeunesse des villes? Qu'on interroge à cet égard les hommes spéciaux chargés du recrutement ou de l'inspection des jeunes soldats. N'est-ce pas la syphilis et ses conséquences qui livrent à la charité publique une race faible et rabougrie, qui végète au sein de la cité, ou qui s'y adonne à des emplois peu lucratifs, proportionnés à ses forces? Les habitants des campagnes n'ont-ils pas possédé jusqu'à ce jour le privilége de venir régénérer cette population perdue par la débauche, d'exploiter les professions les plus nobles, les plus fatigantes, mais aussi les plus avantageuses.

La syphilis, suivant Fodéré, de Gérando, Parent-Duchâtelet, porte inévitablement atteinte non seulement au bien-être corporel, mais au bien-être moral du peuple ; empêchant le travail, amenant une consommation inutile, une plus forte dissipation des revenus, elle dégrade le caractère de l'individu ; elle est proclamée par tous les économistes comme une cause puissante de paupérisme. Ces effets n'ont point échappé dans notre ville, aux maîtres, aux chefs d'ateliers intelligents, qui occupent les ouvriers ou qui sont chargés de leur surveillance. « Lorsqu'une fois un travailleur s'est *dérangé*, me disait un observateur réfléchi, lorsqu'il a contracté le mal vénérien, et qu'il l'a gardé longtemps, cette affection opère fréquemment chez lui un changement qui m'oblige de le renvoyer après sa guérison. »

L'esprit semble avoir perdu de son activité, il n'a plus ni la même volonté, ni la même énergie. L'ouvrier se laisse aller à la paresse qu'il n'avait jamais connue. Ses mœurs ont été perverties ; il est dominé par un dégoût, par une insouciance qui n'étaient point dans ses habitudes. Cette affection semble, en quelque sorte, étouffer les sentiments généreux; loin de rendre le vice effrayant, elle familiarise avec lui. Dans ces conditions, un sujet guéri une première fois, redoute moins le mal; il s'y expose sans crainte, s'y laisse prendre plus facilement, il ne s'occupe de ses effets que pour réclamer les secours de l'art, pour demander son admission dans les hôpitaux. Ainsi, malgré les obstacles qu'il faut surmonter pour entrer aujourd'hui à l'hospice de l'Antiquaille, nous avons remarqué des malades qui étaient reçus dans ses salles pour la quatrième fois, et constamment avec des affections récemment contractées. D'autres individus, à de très-courts intervalles, y ont fait deux et trois apparitions. Dans la pratique en ville, il n'est pas de médecin qui n'ait mainte fois observé cette classe d'individus constituant une clientelle régulière de vénériens : ils sollicitent à chaque instant, des secours pour des affections qui succèdent à d'autres disparues depuis peu.

Les soldats qui ont séjourné longtemps dans les hôpitaux de vénériens, me disait un inspecteur, sont en général de très-mauvais militaires ; la vérole agit sur eux d'une manière fâcheuse; ils sont incapables d'un service utile, mous, paresseux, insensibles au point d'honneur, à charge à leur régiment, cette vie désœuvrée dans une salle d'hôpital devient un besoin, ils cherchent avec empressement les occasions de la reprendre.

Bonaparte, premier consul, convaincu de ces faits par l'expérience, décréta, le 16 nivose an IX, que les sous-officiers et les soldats atteints de maladies vénériennes ne jouiraient après leur guérison d'aucun rappel ni décompte.

En 1833 et 1834, nous avons eu dans nos rangs des hommes depuis plusieurs années au service, qui avaient passé la plus grande partie de ce temps dans les infirmeries, et nous annonçaient leur prompt retour, lorsque nous étions appelé à signer leur billet de sortie.

Ribeiro Sanchez, élève de Boerrhave, assure (1),

(1) R. Sanchez, *Observations sur les maladies vénériennes.* 1785.

que les affections syphilitiques prédisposent à
la pusillanimité , aux terreurs superstitieuses.
Forestus (1) avait déjà consigné cette observation,
dans ses ouvrages ; Louis l'a reproduite (2);
Cabanis (3) dit que cet effet particulier, que cette
poltronnerie lui a semblé dépendre d'une altération, d'une dégradation des organes génitaux,
aussi bien que d'une modification spéciale de
tout le système nerveux déterminée par la syphilis.

En général, si la crainte de la maladie vénérienne est impuissante pour arrêter l'homme
dans ses passions, il arrive des cas où elle devient
la source de frayeurs exagérées, capables de le
conduire au désespoir. Des exemples de suicides
consommés pour cette cause ne sont pas rares
dans les auteurs. Le docteur Chapeau (4) en a
parlé dans son mémoire. M. Descuret signale cette
affection comme étant une des causes de la mélancolie avec penchant au suicide.

La syphilis reçoit un caractère pernicieux des
préjugés qui existent dans le monde; l'opinion qui
la fait considérer comme flétrissante, quelle que

---

(1) Forestus, *Observationum et curationum medicinalium liber vigesi-
mus septus*.

(2) Louis.

(3) Cabanis, *Rapports du physique et du moral de l'homme*.

(4) *De la fréquence des maladies vénériennes à Lyon* (1822).

soit son origine, a surtout contribué à la rendre funeste. Ce n'est pas elle qui est honteuse, mais bien le libertinage qui lui donne naissance. La femme empoisonnée par son mari, l'enfant infecté dans le sein de sa mère, ne sont que victimes. Le déshonneur doit revenir à celui qui répand le mal.

Nous avons donné des soins à deux jeunes femmes malades qui, traitées long-temps sans succès au moyen de remèdes secrets, et se regardant comme incurables, avaient tenté de mettre fin à leurs jours, ne pouvant supporter la pensée de souffrir indéfiniment dans l'indigence.

Les idées fausses que le peuple possède sur cette affection, entretenues par les charlatans intéressés à l'erreur font attribuer au virus tous les accidents éprouvés plus tard, et jettent certains malades dans un véritable état d'hypocondrie. Nous avons été nombre de fois consulté par des malheureux qui persistaient, malgré un traitement rationnel, malgré le sentiment de médecins éclairés, à se croire sous l'influence d'un principe spécifique caché. Souvent, à l'hospice de l'Antiquaille, des individus qui se sont fait admettre comme vénériens dans les salles payantes, sont renvoyés à la première visite, nonobstant leur insistance et leurs protestations. Nous voyons tous les jours la peur de la syphilis tourmenter des esprits faibles et crédules, les rendre incapables de travaux sérieux, d'une application soutenue, et devenir une véritable monomanie.

On a placé parmi les causes de l'aliénation mentale, l'existence de la syphilis. Mais cette cause n'est point démontrée pour nous; dans cinq observations qui nous ont été soumises, il n'y avait rien dans les symptômes qui décelât un germe spécifique, ou qui pût le faire soupçonner. C'est plutôt par le chagrin résultant d'une maladie regardée comme déshonorante, par la fausse conviction de son existence, par l'appréhension de ses suites, par les accidents résultant d'une médication empirique, que la raison s'était égarée.

Il est, à notre avis, d'autres maux plus communs, que la syphilis engendre; s'ils n'attaquent pas l'intelligence de l'homme, ils compromettent son bonheur, sa tranquillité intérieure : la débauche est suivie en même temps de la maladie et du trouble domestique. L'inconduite de la femme dépend souvent des fautes du mari, qui veut imposer la pureté des mœurs, sans s'y soumettre. Souillée par le vice, ou corrompue par le mauvais exemple, la femme ne craint plus de s'abandonner à la séduction, elle se soustrait par la ruse à des exigences qu'elle considère comme arbitraires et injustes, elle demande à la dissipation des plaisirs qui compensent son humiliation et ses chagrins.

Lorsque l'habitude de la prostitution, la fréquence du mal, l'ont rendu moins hideux aux yeux de la classe ouvrière, ont diminué le dégoût, l'horreur qu'il doit inspirer, les principes de la morale tombent dans l'oubli ou sont faussés dans leur application. L'ouvrier, dans le choix qu'il fait d'une compagne, dans ses alliances, n'attache qu'une importance secondaire aux antécédents de la femme qu'il prend, ou de la famille qu'il adopte. La conduite antérieure est loin, en de telles conditions, d'être une garantie de sagesse pour l'avenir. Les liens du mariage n'arrêtent ni les désordres, ni le scandale; nous avons longuement énuméré ailleurs leurs tristes effets dans notre ville.

Lorsque la maladie s'introduit dans un ménage, elle a des conséquences vraiment désastreuses. Un moraliste de notre époque, appelant sur ses dangers l'attention des hommes du pouvoir, s'exprime ainsi : « Elle mine les forces physiques et morales de l'espèce, en se glissant dans les lieux où règnent l'innocence et les mœurs; elle fait le désespoir de la mère qui se réjouissait de sa fécondité, de l'épouse qui attendait du mariage un meilleur sort. »

Ce n'est plus un seul homme, c'est une famille

entière qui souffre de la diminution, ou de la cessation du travail de son chef. Les pauvres enfants dont le vice augmente la misère, en même temps qu'il altère leur santé, rencontrent dans cette affection, la source de nouveaux dangers, de nouveaux malheurs, qui accroissent ceux de leur condition originelle.

Un sentiment ignominieux que développent, au plus haut point, le libertinage et la maladie vénérienne, est l'égoisme. La passion, le prix qu'on attache à la santé, l'instinct de la conservation étouffent toutes les idées de générosité et de pudeur, inspirent les goûts les plus infâmes. Souvent, l'espoir d'une guérison immédiate, des idées grossières et coupables enracinées dans le peuple, portent un malade à communiquer l'affection qui le dévore, il essaie de s'en délivrer en la multipliant. La débauche a répandu ce préjugé barbare que l'inoculation d'une syphilis invétérée pratiquée sur un jeune sujet, sur un enfant, est le moyen le plus prompt et le plus sûr de la guérir. Cette croyance réelle ou simulée est un élément de contagion, plus fréquent qu'on ne pourrait le supposer. Neuf observations se sont présentées à nous, à l'hospice de l'Antiquaille, dans l'espace de deux années. Deux ou trois crimes de cette nature sont divulgués et se jugent tous les ans à nos cours d'assises. Une seule session, il y a quelques mois, en a fourni deux exemples. La pratique de la médecine nous a convaincu que, dans Lyon, l'immense majorité de ces faits échappe aux poursuites de la justice; que la police est intéressée quelquefois à fermer les yeux sur des actes qu'elle connait parfaitement.

Si les coutumes sont encore assez dépravées, si l'ignorance est assez profonde pour entretenir une pareille brutalité, tous les efforts du pouvoir doivent tendre à modifier une organisation qui crée ou favorise un semblable état de choses.

Un dernier fait reste à déterminer, et mérite d'être l'objet de nos-recherches statistiques: c'est l'appréciation des charges que la maladie véné-rienne impose à la société; la solution de cette haute question d'économie intéresse vivement nos administrateurs.

Chez nous, quoique les secours ne soient point proportionnés au mal, en comptant les vénériens de l'hospice de l'Antiquaille, ceux qui sont traités dans les autres hôpitaux, par les bureaux de bien-faisance ou par toutes les œuvres philanthropiques subventionnées avec les deniers publics, on compte aujourd'hui seize ou dix-huit cents malades qui, tous les ans, font supporter à la ville une dépense considérable. Evaluant à un franc par jour les frais de chaque individu, ne prenant, terme moyen, que *vingt-huit jours* de traitement, nous avons encore plus de cinquante mille journées qui amènent une consommation de plus de cinquante mille francs.

Durant un espace de cinq années, de 1836 à 1841, parcourant les livres, les registres de tous nos établissements de charité, nous avons acquis la certitude que, parmi les malheureux secourus, un cinquième devait au libertinage, ou à la maladie syphilitique, les souffrances, les infirmités, ou la misère qui les accablaient.

Ainsi, parmi les femmes entrées à l'Hôtel-Dieu, on rencontre une portion notable d'ouvrières, de filles qui se sont livrées, plus ou moins long-temps, à des professions peu lucratives; elles ont trouvé dans le désordre, dans l'oubli de leurs devoirs, une existence précaire, un bien-être passager, des plaisirs faciles; mais il ne leur a point été permis de réaliser des économies pour parer aux éventualités de la vie; elles en ont été empêchées souvent par les habitudes vicieuses puisées au sein de la société qui les entourait : elles ont été plutôt victimes que coupables. Notre intention n'est point ici de flétrir la pauvreté ou la souffrance, quelle que soit leur origine, mais de rapporter à notre organisation industrielle les maux que nous signalons. « Sur cent malades lyonnaises, affirme un médecin de l'Hôtel-Dieu, fréquemment j'en ai compté dans mes salles vingt-cinq qui avaient vécu dans le vice, source immédiate ou éloignée de leurs maladies. »

Parmi huit cent quarante incurables, ou indigents, admis au dépôt de mendicité, nous avons retrouvé cent vingt-trois filles publiques, femmes sans profession réelle, ou dont le métier n'avait servi qu'à masquer le commerce ignoble qui les avait soutenues avant leur entrée dans ce dernier asile. Chez onze d'entre elles, subsistaient des traces évidentes d'affections syphilitiques anciennes.

Une observation attentive, et une pratique de six années comme médecin d'un bureau de bienfaisance, nous permettent d'avancer ici, que sur deux cents pauvres qui sont assistés, un dixième peut et doit accuser le libertinage de sa misère.

Dans ces cas, la charité s'adresse, soit à des filles publiques qui se sont *associées* à des ouvriers, soit à des femmes pour lesquelles le travail n'a jamais été, auparavant, qu'un fait secondaire ; dont les ressources ont diminué et même se sont dissipées entièrement, en même temps que les infirmités ou la vieillesse sont apparues ; soit enfin, à des familles cruellement punies des maladies ou des excès de leurs parents.

Si d'autres exemples étaient utiles pour établir les pertes que la syphilis et la prostitution occa-

sionnent, pour démontrer la nécessité et l'importance des sacrifices qu'exige sa répression,
nous citerions toutes les institutions pieuses
fondées au dehors, ou tentées dans notre ville,
pour soustraire à la corruption les femmes qui
sont plongées dans le vice. Malgré l'ordre qui
règne dans ces établissements, malgré les avantages de la vie en communauté, ces maisons
destinées à servir de refuge aux filles prostituées,
à les détourner de la voie honteuse qu'elles suivent, pour les appliquer à des professions utiles
et honnêtes, ces maisons, disons-nous, n'ont
jamais pu exister par le seul revenu du travail
des pensionnaires, ou des femmes recluses. L'aumône ou les souscriptions particulières sont
constamment indispensables pour soutenir aussi
bien que pour créer ces asiles. *La Providence*
qui reçoit à Lyon les filles converties sortant de
l'hospice de l'Antiquaille, *le Bon Pasteur* où se
retirent à Paris, les prostituées repentantes, justifient cette assertion.

C'est que le libertinage et la syphilis éteignent,
non seulement la volonté, mais aussi la possibilité
de travailler. Les divers essais dans lesquels on
a voulu exploiter les facultés ou les forces des
sujets, qui, après avoir croupi dans le désordre,
étaient revenus à des sentiments meilleurs, n'ont
point répondu aux espérances, aux efforts des

moralistes, ils sont presque toujours demeurés sans succès. C'est qu'il est peu d'organisations, peu de natures capables de résister longtemps à l'influence délétère du virus, à l'action destructive du vice, et de se réhabiliter ensuite par le travail, lorsqu'une fois elles ont essuyé les effets de la contagion, de la paresse, ou de l'oisiveté.

Résumant en quelques mots les propositions qui viennent d'être discutées, nous arrivons aux conclusions suivantes :

La syphilis agit sur la santé publique par son caractère spécial.

Cette maladie nuit au bien-être du peuple :

Par les accidents qui lui sont propres ;

Par les phénomènes morbides qui en résultent ;

Par les altérations, les dégénérescences qu'elle amène dans l'organisme ;

Par les désordres moraux qui l'accompagnent ou qui la suivent dans la classe ouvrière ;

Par la suspension ou la diminution des travaux ;

Par l'accroissement des dépenses qu'elle nécessite ;

Enfin, par les charges énormes qu'elle fait peser sur la société tout entière.

Troisième Partie.

La médecine n'est jamais plus digne de la place distinguée qu'elle occupe parmi les autres sciences que quand elle cherche à prévenir les maladies.

ÉTAT DES SECOURS PUBLICS DANS LA VILLE DE LYON.

A Lyon, sous le rapport de l'hygiène et de la police médicale, les besoins sont d'autant plus grands, que les classes ouvrières à chaque instant rencontrent dans les conditions au milieu desquelles elles vivent, plus de chances de maladies. Le vice frappe tous les regards, et on se préoccupe peu de combattre son existence; le danger va toujours croissant, et on ne cherche pas des préservatifs énergiques, des secours efficaces pour l'arrêter dans ses progrès. L'administration, cependant, doit au peuple de veiller sur toutes les causes qui peuvent compromettre ses facultés ou sa vie.

En même temps qu'elle s'applique à l'instruction, au perfectionnement intellectuel des ouvriers, elle doit s'inquiéter de leur bien-être physique. Le parfait développement, la santé des organes étant essentiels à l'homme pour arriver et pour se maintenir à un état moral convenable, l'autorité doit se prémunir contre tous les faits préjudiciables à l'espèce et à l'individu; c'est un devoir pour elle de signaler d'avance, de prévenir ou de détruire toutes les causes susceptibles d'attaquer ou de ruiner l'organisme. La syphilis, étant une de ces causes les plus puissantes, exige une surveillance spéciale. « Ses progrès à Lyon sont tels, dit le docteur Chapeau, dans un mémoire publié en **1822**, *sur la fréquence des maladies vénériennes à Lyon*, que je n'hésite pas à établir que le *quart* au moins de notre population ouvrière est sous l'influence funeste de cette honteuse maladie. »

Evidemment, il n'est point question ici des seuls symptômes primitifs, mais de tous les phénomènes qui en sont la suite. Quoi qu'il en soit, il devient urgent de modifier un régime sanitaire qui donne à craindre, si rigoureusement il n'engendre pas de tels faits. L'établissement de nouvelles mesures sera le principe de changements heureux dans la constitution des habitants; il diminuera, à la longue, les charges de la société; il produira des économies dans le budget des hôpitaux, et des autres institutions de bienfaisance, qu'aujourd'hui la syphilis grève de tant de manières. Les tentatives, les efforts pour comprimer ce fléau doivent surtout venir du pouvoir local; c'est à lui qu'il appartient de prendre l'initiative. Si d'autres préoccupations plus graves en apparence, si d'autres projets absorbent ses pensées, c'est à la médecine de faire ressortir l'importance, la nécessité de ces secours gratuits, dans notre ville industrielle; d'élever la voix sur une question qui touche au plus haut point l'humanité, la morale, l'hygiène publique, et de provoquer une réforme qui promet d'être féconde en résultats utiles.

Autrefois, des épidémies de scorbut régnaient dans notre cité, dans nos hôpitaux; de sages précautions du gouvernement, dont notre art a été le promoteur, les ont fait disparaître; la variole exerçait des ravages affreux, la vaccine a été répandue, et a diminué la fréquence et les désastres de cette affection. Il est de même permis d'espérer que, sur les indications fournies par des hommes compétents, par des médecins experts, la maladie vénérienne, combattue d'après des mesures habilement combinées, exécutées avec persévérance, perdra de sa fréquence et de sa gravité, si on ne parvient pas à l'anéantir d'une manière complète.

Pour arriver à ces fins, les moyens à employer sont de deux sortes : 1° politiques et généraux ; 2° particuliers et individuels, méthodiques et curatifs. Les uns concernent l'autorité, et dépendent d'elle exclusivement ; les autres regardent à la fois les médecins, les économistes, les chefs d'ateliers, et les ouvriers eux-mêmes. Nous les passerons successivement en revue, attribuant à chacun la valeur qu'il possède ou qu'il doit posséder dans la question.

La crainte du mal fut toujours impuissante pour arrêter l'homme dans ses égarements. Convaincus de cette vérité, nos ancêtres, qui d'abord n'avaient combattu la syphilis que par des punitions flétrissantes, des entraves apportées à la prostitution, leur adjoignirent bientôt les secours de la médecine ; ils avaient remarqué, en effet, que le défaut de surveillance et de traitement n'était point une entrave pour le vice, mais au contraire un élément qui le multipliait et répandait ses ravages.

Il importe de faire connaître les précautions prises par eux contre la maladie, les mesures énergiques qui lui furent opposées dès son invasion, aux diverses époques de notre histoire. Pour apprécier plus sûrement les effets actuels de la syphilis, il convient de remonter aux sources du mal, d'étudier les obstacles qu'il a pu rencontrer dans les temps qui ont précédé le nôtre. Si la vérole est un fléau qui se propage à chaque instant, par une contagion nouvelle, c'est aussi un héritage qui se transmet de père en fils : tous les maux qu'elle traîne à sa suite, ne doivent pas être rapportés à une seule période, à une seule génération.

D'après les archives de notre hôpital, avant 1542, les consuls lyonnais avaient obtenu, des recteurs et des administrateurs de cet établissement, un local particulier pour le pansement des maladies vénériennes. « Une chambre était réservée pour la *diète* que devaient faire ceux qui en étaient affectés (1). (*Le mot* diète *signifie*, *suivant le langage du temps*, séjour, asile).

« Cette affection se répandant d'une manière alarmante, le traitement exigea un surcroît de peine et de soins dont se plaignirent les médecins et les chirurgiens de l'Hôtel-Dieu. »

On paraissait alors espérer couper le mal dans sa racine, se rendre maître de cette affection à son début, aussi les secours étaient indistinctement fournis à tous les individus infectés. Mais on ne tarda pas à reconnaître l'inutilité de ces efforts et de ces sacrifices, et malheureusement on abandonna cette conduite généreuse.

Quelques années plus tard, l'administration

____

(1) Dagier, *Histoire chronologique de l'Hôtel-Dieu.*

arrêta qu'à l'avenir on ne recevrait dans la chambre destinée aux affections vénériennes, que les malades de Lyon, ceux qui y demeuraient depuis un an, ou qui étaient du diocèse.

Par un acte consulaire daté de 1583, nous savons que les recteurs demandèrent qu'on les affranchît de cette charge, qui devenait trop lourde pour l'Hôtel-Dieu. Chaque maladie était traitée, hors de la maison, par une femme nommée Louise Page, qui possédait *un secret*, et recevait d'eux, pour chaque malade qu'elle avait guéri, quatre écus d'or Soleil. Nous avons lieu de croire que les remèdes employés n'étaient pas d'une grande efficacité, que les cures n'étaient pas aussi certaines qu'on le croyait généralement, puisque beaucoup de malades se représentaient dans un temps très-court, jusqu'à cinq ou six fois. Cent individus environ étaient traités par an ; leur dépense montait au chiffre énorme de quatre cents écus.

« Les femmes déjà atteintes du mal vénérien, marque une *chronique de* 1594, péchaient, se livraient à la débauche d'autant plus facilement qu'elles avaient la possibilité de se faire traiter aux frais de l'hôpital. »

Des discussions s'élevèrent vers ce même temps entre les recteurs de l'Hôtel-Dieu, et ceux de l'Aumône Générale qui ne voulaient pas contribuer

des deniers de leur maison au traitement des vénériens adultes (1). Un arrangement fut conclu , et
les malades convalescents ou guéris, à leur sortie
de l'Hôtel-Dieu, étaient envoyés dans les ateliers
de l'Aumône Générale, dans l'asile de St-Thomas
de Gadagne qui en relevait. Retenus en captivité
pour les punir, ils étaient contraints de travailler afin d'indemniser les hospices par le produit de leurs salaires.

En 1579, les sévères ordonnances de Henri III,
à Lyon comme dans tout le royaume, avaient
proscrit les filles publiques. Bien qu'infligeant
des châtiments très-rigoureux, elles ne firent pas
cesser la prostitution parmi nous ; seulement
elles la dispersèrent dans tous les quartiers.

Les filles, au lieu d'être concentrées , comme
elles l'avaient été jusque là, dans un seul point,
au lieu d'être sous une surveillance active, se
perdirent dans la foule pour exercer leur métier
impunément. La syphilis, dès lors, se propagea
avec plus de rapidité dans toutes les classes
sans exception. « Par ce mélange, lisons-nous
dans l'*Histoire des Hôpitaux de Dagier*, les
mœurs perdirent de plus en plus leur pureté
primitive , et la génération du moment pré-
para un funeste héritage à la génération qui

____

(1) Dagier, Histoire déjà citée.

devait lui succéder ; un mal hideux et destructeur des sources de la vie, se propagea et atteignit indifféremment les deux sexes. » Les administrateurs de l'Hôtel-Dieu, effrayés du surcroît de dépenses que nécessitaient des malades qui n'inspiraient (écrivaient-ils) aucun intérêt, réclamèrent d'autres mesures répressives.

La sagesse des considérations qu'ils firent valoir dans leur requête, les faits qu'ils avancèrent nous prouvent qu'ils avaient bien compris toute l'importance de la question. Des raisons d'intérêt et d'hygiène publique leur paraissaient nécessiter les réformes que déjà ils demandaient dans les mœurs de la classe ouvrière, dans l'état de la société, et commander les précautions, les moyens prophylactiques, les secours qu'ils voulaient organiser pour lutter contre la syphilis.

En l'année 1638, les frais occasionnés par les vénériens dépassèrent la somme de trois mille huit cents livres. En 1639, l'administration traita avec l'Aumône Générale qui s'engagea à recevoir à l'hospice de la Charité, et à retenir, dans l'intérêt des bonnes mœurs et de la salubrité de la ville, les femmes de mauvaise vie qui entraient à l'Hôtel-Dieu pour se faire guérir, ou les filles qui venaient y accoucher (1). Plus tard, le nombre

____

(1) Dagier, *Histoire des hôpitaux.*

des vénériens s'étant encore accru, l'Hôtel-Dieu ne fut astreint qu'à fournir certains remèdes pour les filles publiques, mais il dut garder les nourrices infectées, les enfants syphilitiques, jusqu'à leur parfaite guérison : ce règlement subsista long-temps.

En 1750, suivant une *chronique de nos hôpitaux*, l'entretien de la maison des Récluses qui n'était qu'une prison pour les prostituées, était à la charge du Corps de ville, de l'Aumône Générale et de l'Hôtel-Dieu : « ces femmes étaient détenues parce que leur liberté compromettait à la fois la santé et la moralité de la population. »

Les règlements auxquels était soumise la débauche publique étaient alors très-sévères ; nos magistrats punissaient tout ce qui, dans l'exercice de la prostitution, blessait les regards, ou portait atteinte à la décence.

Déjà, à cette époque, la médecine rationnelle ayant fait des progrès, ayant éclairé l'étude et le traitement des affections syphilitiques, elles n'étaient plus abandonnées à l'empirisme comme dans l'autre siècle. Le traitement, dirigé par un médecin, était exécuté par le chirurgien sous ses ordres. Tous les remèdes secrets, toutes les recettes particulières, inconnues ou cachées, tous les moyens spécifiques ou généraux en dehors du domaine de la science, avaient été proscrits dans l'hôpital par un arrêté des recteurs daté de 1733.

La dernière édition de la pharmacopée et du formulaire des hôpitaux de Lyon, nous donne la preuve qu'en 1780 l'Hôtel-Dieu admettait dans ses rangs de nombreux vénériens, qui étaient soumis à une médication plus composée peut-être que celle que l'on emploie actuellement, mais dont nous ne pouvons nous empêcher de reconnaître la sagesse.

A l'époque de la révolution, au milieu des malheurs qui ont sévi dans notre ville, toutes les précautions furent suspendues; toutes les mesures qui semblaient, même pour cause utile, froisser la liberté individuelle, furent abolies momentanément. Leur importance les fit reprendre aussitôt que l'ordre se rétablit; ce ne fut plus à l'Hôtel-Dieu que les vénériens se présentèrent, ce fut à l'Hospice de la Quarantaine, érigé, dans le principe, en dépôt de mendicité, qu'ils furent reçus (1). Mais c'était moins un hôpital qu'un lieu de séquestration pour les filles. Les autres malades n'y étaient renfermés que lorsque des infirmités dégoûtantes, découvertes pour toucher la

______

(1) Les bâtiments de cet hospice existent encore sur les bords de la Saône, à l'extrémité du faubourg Saint-Georges, en amont du pont Chazourne.

commisération de leurs concitoyens, faisaient arrêter ces infortunés sur la voie publique.

Le 27 germinal an IX (1801), le commissaire de police Planty signala, dans un rapport adressé au préfet, la situation affreuse de la maison de mendicité *de la Quarantaine.* « Elle est, dit-il, destinée à punir les fautes des filles ou des femmes prostituées; les malades y sont traités par un ancien barbier qui sait à peine pallier leurs douleurs. Tout est confondu, vieillards, aliénés, épileptiques, filles publiques condamnées par les tribunaux ou retenues pour cause de maladies vénériennes. »

Tous étaient enfermés pêle-mêle, couchés sur la paille, et ne recevaient pour nourriture que le pain et l'eau. L'exposé de cette situation horrible amena quelques améliorations; des bains furent accordés, des séparations furent jugées indispensables et établies, des médecins honorables se consacrèrent à ce service. En l'an XI, les docteurs Martin, Lautier et de Loisy constatèrent par des certificats la sortie et la guérison de *cinquante-sept* prostituées. Grâces à leur zèle, cette œuvre prit de l'extension ; ils démontrèrent son utilité, et en même temps l'insuffisance, l'insalubrité du local. La commune acheta les bâtiments de l'Antiquaille, où les malades furent transférés l'an XII (1803).

Quelques hommes syphilitiques commencèrent dès lors à être admis sur une demande qu'ils formaient auprès de l'autorité, ils s'engageaient à indemniser l'hospice par leur travail manuel. Si des malades étrangers étaient expédiés des départements voisins, ou conduits du dehors, ils entraient provisoirement comme dans une maison d'arrêt, mais ils n'y étaient jamais gardés jusqu'à une guérison complète ; on les renvoyait sitôt qu'ils se trouvaient en état de supporter la route.

Durant plusieurs années, l'Antiquaille resta un lieu de répression où le maire envoyait les femmes prostituées qui avaient commis quelque délit de police, ou qui avaient à subir une détention correctionnelle. Les filles étrangères à la ville de Lyon, traduites en justice pour délit de vagabondage, étaient mises par le préfet, durant quelques jours, à la charge de l'hospice, avant d'être renvoyées dans leur pays.

L'influence de la prostitution sur la santé des habitants devenait alors de plus en plus sensible pour le pouvoir, mais le service médical de l'Antiquaille n'était nullement dans les conditions voulues pour répondre aux exigences de la maladie ; les cures souvent étaient imparfaites ; les accidents reparaissaient peu de temps après la mise en liberté.

L'administration, pour remédier à ces dangers, arrêta en 1816 qu'à l'avenir les femmes de mauvaise vie, traitées dans les infirmeries, ne quitteraient l'hospice qu'à la suite d'un séjour d'épreuve dans les ateliers. La durée en fut fixée à trois semaines au moins, à dater du certificat de guérison délivré par le médecin.

Déjà en 1820, malgré son insuffisance et ses vices, l'hospice de l'Antiquaille était d'une utilité si généralement reconnue, que le préfet, proposant à son conseil, dans un but d'économie, de supprimer l'allocation accordée, reçut cette réponse : « Si l'hospice n'existait pas aujourd'hui, il faudrait le créer demain et le soutenir. »

Des constructions, des additions faites à divers intervalles, ont permis d'agrandir progressivement les infirmeries, d'ouvrir des salles payantes, et de recevoir un plus grand nombre de malheureux. Depuis 1830, bien que l'affection vénérienne ait rencontré des causes d'accroissement, c'est de préférence sur les modifications intérieures, sur les changements dans le régime, sur le bien-être des malades, que les administrateurs ont porté leur attention ; ils ont ménagé, autant qu'il était de leur devoir, les ressources dont ils pouvaient disposer ; mais l'autorité supérieure n'a point élevé le chiffre de ses subventions, la ville n'a point demandé ou favorisé la création de

nouveaux lits, pour mettre les secours en harmonie avec les besoins.

De cette époque datent surtout les améliorations importantes : les salles nouvelles ont permis
d'espacer plus convenablement les lits jusqu'alors
trop rapprochés. Les malades qui, jusqu'en 1835
et 1836, avaient été réunis deux dans la même
couche, ont été séparés. Les perfectionnements introduits dans le service ont permis aux médecins
de remplir toutes les indications thérapeutiques
que le mal est susceptible d'offrir.

A Paris, on s'est efforcé de proportionner les
moyens curatifs à la grandeur du danger : près de
onze cents lits ont été consacrés aux maladies
vénériennes, à l'hôpital St-Louis, à St-Lazare,
aux Capucins, à l'hôpital de l'Oursine, tandis
qu'à Lyon, où la vérole rencontre sûrement des
conditions plus manifestes d'extension, il n'existe
qu'un seul établissement fondé sur des bases in-
suffisantes. Il ne peut recevoir qu'un nombre
très-limité de malades, dont les uns sont soignés
aux frais de la ville, et les autres paient de leurs
propres deniers.

Quatre-vingt-cinq lits sont destinés aux filles
publiques, aux femmes indigentes, aux ouvrières
lyonnaises envoyées par l'autorité municipale ou
départementale.

Douze places sont réservées pour les femmes

vénériennes *payantes* qui se présentent et entrent librement.

Une seule salle de 25 à 30 lits reçoit les hommes syphilitiques, traités aux frais de la ville ou des départements circonvoisins.

Une infirmerie pouvant contenir 28 ou 30 malades est disposée pour recevoir les vénériens payants.

Ainsi, aujourd'hui, sur 160 places environ *occupées par les affections vénériennes*, 110 seulement sont gratuites. Les autres exigent une rétribution de 1 fr. 25 c. par jour.

Les imperfections, les vices, l'insuffisance, les irrégularités que l'on peut remarquer encore dans l'administration, dans l'état intérieur de cet hospice, fondé depuis trente-neuf ans à peine, ne sauraient en aucune manière être reprochés aux hommes qui dirigent la maison ou qui se sont dévoués à cette œuvre. Le budget des recettes, trop restreint, paralyse leurs dispositions, leurs vues généreuses, suspend les réformes qu'ils désirent introduire, mais qu'ils retardent parce qu'ils ne sont point secondés.

Naguère, les enfants, les jeunes garçons malades étaient placés dans la même salle, dans les mêmes rangs que les hommes adultes; les petites filles, forcées de chercher des secours à l'Antiquaille, ne pouvaient être logées séparément, elles étaient confondues sans distinction au milieu des autres femmes. Ceux qui savent quelle est la population habituelle de l'Antiquaille comprennent assez quels affreux abus un pareil voisinage devait entraîner.

« Cet état de choses vient d'être changé ; deux infirmeries, commodes, séparées, indépendantes, sont ouvertes : l'une aux petites filles, l'autre aux jeunes garçons (1). » Il est une séparation que nous regrettons de ne point voir établie, elle aurait pour but d'isoler les filles prostituées qui ont perdu tout sentiment de pudeur, des femmes malheureuses, des filles séduites, mais non pas perdues sans retour : compromises par la passion ou par une faute qui leur est étrangère, elles sont mélangées avec des créatures dont la société les blesse ou les pervertit. « Le respect dû à la pauvreté ou à l'infortune, suivant les paroles du professeur de Gérando (2), veut qu'on crée des distinctions entre les filles malades par suite de débauches, et les victimes innocentes. Les bonnes mœurs souffrent de ce rapprochement ; il y a nécessité d'introduire entre elles une classification relative au degré plus ou moins prononcé de corruption. » Paris, toujours dans le

(1) *Compte rendu administratif et moral pour l'année* 1839 , par M. Fleury Durieu, administrateur-ordonnateur.

(1) De Gérando, *de la Bienfaisance publique.*

progrès, a séquestré à Saint-Lazare, les prostituées ; l'hôpital de l'Oursine est l'asile des femmes
malades, qui ne sont point justiciables de la
préfecture de police.

Cette division n'existe pas à l'Antiquaille :
seulement, quelques femmes vénériennes payantes
ont un appartement distinct ; mais la cour qui
sert de promenade, les corridors, les pièces qui
les environnent, sont communs. Souvent cette in-
timité, ce rapprochement ont été causes de la
contagion morale. Des jeunes filles qui étaient
entrées à l'hospice, pour la guérison d'accidents
résultats d'une faiblesse ou d'un moment d'oubli,
y sont revenues plus tard, ramenées par les mauvais principes, par les vices qu'elles y avaient
puisés. Dans l'espace de deux ans, trois exemples
semblables se sont offerts à nos yeux, et nous
savons que nombre de fois ils se sont renouvelés
depuis.

Des femmes honnêtes et malheureuses ont été
contraintes de quitter l'hospice au milieu d'un
traitement incomplet; elles ne pouvaient supporter davantage le spectacle et les discours qui
venaient les surprendre à chaque instant : l'Antiquaille s'était changé pour elles en un séjour
intolérable.

Le mode d'admission aux places gratuites
fondées et entretenues par la ville, est un obstacle

immense au bien que, même dans les circonstances actuelles, l'établissement pourrait accomplir. Aujourd'hui les vénériens pauvres qui ne
sont point, comme les filles, recherchés par la
police de salubrité, qui ne peuvent pas se faire
traiter à domicile, repoussés de l'Hôtel-Dieu à
cause de la nature même de leur affection, sont
soumis aux démarches les plus humiliantes, sans
avoir la certitude d'être reçus, sans réussir toujours, malgré les exigences de leur position, dans
leur demande pour entrer à l'hospice.

Un ouvrier, une jeune fille, une nourrice,
une mère de famille, sans ressources, ou dans
l'impossibilité de se guérir chez eux d'une maladie contractée, le plus souvent, dans notre
ville, par la mauvaise organisation de son
service de santé, avant de frapper à la porte de
l'Antiquaille, sont assujettis à se présenter chez
le commissaire de police de leur arrondissement,
à subir un interrogatoire, à dévoiler leur faiblesse
ou leur misère, à se prêter à une enquête sur
leur moralité, leur état, leurs parents, leur pays,
ou sur leur situation financière. Les mêmes
formalités se renouvellent ensuite à la mairie ; et
l'employé chargé de la distribution des billets,
mais qui ne peut disposer que d'un petit nombre
de places, est contraint à regret, de rejeter souvent une demande que la libéralité municipale

ne lui permet point de satisfaire. On ne se méprendra pas, nous l'espérons, sur le sens ou la portée de nos paroles; ce n'est pas un homme, c'est une institution vicieuse que nous attaquons en ce moment.

Quels peuvent être les prétextes d'une telle sévérité de la part du pouvoir? Ce n'est pas à des motifs d'économie qu'il faut l'attribuer; une pareille conduite est loin de diminuer les ravages de la syphilis : lorsqu'à la suite d'une attente prolongée, la maladie a revêtu un caractère grave, ou s'est compliquée d'accidents qui amènent l'admission soit à l'Antiquaille, soit dans les hôpitaux, le malade qui au début n'aurait, terme moyen, séjourné que 25 à 30 jours dans nos infirmeries, y languit des mois et même des années. Nous avons été témoins de faits nombreux de cette nature. Qu'il nous soit permis de citer l'observation d'une pauvre femme de la campagne qui, se présentant sans remplir les conditions exigées par les règlements, fut repoussée à la mairie, et se vit contrainte, couverte d'une lèpre horrible, de mendier au milieu des rues, dans l'espérance de se faire arrêter; exclue de l'Hôtel-Dieu, renvoyée du dépôt de mendicité, ce n'est qu'après deux mois de souffrances et de prières qu'elle a pu obtenir la faveur de venir mourir à l'Antiquaille. Ces exemples malheureusement ne sont pas très-rares; et s'ils n'ont pas toujours des conséquences aussi immédiates, leurs suites n'en sont pas moins déplorables. Si, dès le principe, les sujets infectés pouvaient recevoir les secours que leur état réclame, les charges qu'imposent à l'hospice quelques-uns d'entre eux, seraient plus courtes, moins pesantes, et un plus grand nombre, aujourd'hui même, pourrait participer dans la maison aux bienfaits d'un traitement rationnel.

Des faits d'une immense gravité, quoique d'une espèce différente, nous ont été révélés par M. le docteur Théodore Perrin, médecin des prisons de Lyon; comme les premiers, ils sont dus au manque de secours gratuits pour les affections syphilitiques, ils sont le résultat de la privation, dans notre ville, d'un hôpital général pour les vénériens indigents.

Sur deux cents prisonniers détenus dans la maison de Roanne, il y a toujours douze ou quinze vénériens avoués : sur ce nombre, un tiers au moins est en prison à cause de la maladie elle-même. Les malheureux infectés, exclus de l'Hôtel-Dieu par la nature de leurs souffrances, sans ressources pour se faire traiter, sans protection pour être admis à l'Antiquaille, incapables de travailler pour gagner leur vie et pour se faire soigner au dehors, se font arrêter et conduire en prison ; ils commettent un délit, un vol qui les

amène sur les bancs de la police correctionnelle;
ils se livrent à des tapages nocturnes, à des que-
relles, à des insultes, ou voies de fait contre les
agents de l'autorité, dans le but de se faire condamner à quelques mois de réclusion, et d'obtenir du pain, un asile, et la guérison de leurs
maux. Plusieurs fois, le préfet du Rhône a été
instruit de cette criminelle industrie par le
médecin auquel elle est fréquemment révélée.

M. le docteur Th. Perrin a pu, nombre de fois,
constater la vérité, la sincérité de ces confidences.
La prison est une école de démoralisation; les individus qui y sont entrés plutôt malheureux que
coupables, en sortent guéris physiquement, mais
la contagion morale les a souillés, et ils reviennent
plus tard, punis pour avoir mis en pratique les
leçons dangereuses qu'ils avaient puisées au milieu
des voleurs, et des mauvais sujets avec lesquels
ils avaient été renfermés la première fois. En
présence de semblables résultats, osera-t-on soutenir qu'élever un hôpital public et gratuit pour
la maladie vénérienne, c'est accorder une prime
au libertinage?

Il est constaté qu'à Paris, à Londres, et dans
toutes les villes où de pareils établissements ont
été fondés, la syphilis, loin d'accroître, semble
voir diminuer ses ravages; une différence très-
heureuse se montre surtout dans la gravité des

symptômes qui n'épuisent plus, comme autrefois, la constitution des malades, et n'ont plus sur la santé générale une influence aussi délétère.

Des moralistes ont prétendu qu'il faut abandonner à eux-mêmes les misérables qui ne doivent qu'à leur inconduite les maux qui les accablent : il est heureux, disent-ils, pour l'exemple, de voir la punition du vice par le vice lui-même. Ce raisonnement est renouvelé des siècles derniers; il appartient à des hommes religieux peut-être, mais ignorants, qui défendaient la recherche d'un préservatif comme un sacrilége, comme une insulte faite au ciel, qui voulait cette maladie pour flétrir le libertinage ou pour l'arrêter dans ses excès; il ne fallait pas, suivant eux, entraver les décrets de la Providence qui punissait les créatures dans leur propre faute. Ces doctrines ne sont plus de notre époque ; elles ne sauraient être aujourd'hui soutenues ou réfutées d'une manière sérieuse. Le père de la médecine, Hippocrate, déjà de son temps, défendant la Divinité de certains maux que les hommes se plaisaient à lui attribuer, nous prête une réponse qui s'applique admirablement à la question présente : « Les infirmités honteuses et les souillures de l'homme ne peuvent venir de Dieu qui est la pureté même; Dieu efface les souillures, il ne souille pas. »

Si les coupables seuls étaient affectés, on aurait

quelques raisons de regarder la syphilis comme un châtiment ; mais il n'en est point ainsi, la femme la plus chaste peut être empoisonnée ; tous les jours ; des enfants infectés dans le sein de leur mère, ou par le lait de leur nourrice deviennent la proie de ce mal. L'humanité et la morale indiquent qu'on ne doit rien négliger pour défendre et sauver ces innocentes créatures.

« Sans doute, dit Cullerier (1), il y a beaucoup de filles débauchées, d'hommes libertins qui sont frappés de l'affection vénérienne ; mais, combien de femmes honnêtes également sont les victimes de l'inconduite de leurs maris! combien de jeunes personnes ont succombé par faiblesse, par inexpérience, par séduction, par besoin. » Il est donc juste de chercher les moyens de préserver le corps, quand le cœur est innocent ou entraîné.

Les soins consacrés à l'extinction de la maladie ne sauraient être considérés comme une excitation à la débauche, lorsqu'ils protégent les malheureux. Parmi 1518 vénériens admis, *par faveur*, à l'hospice de l'Antiquaille, dans l'espace de trois années, nous avons compté 68 nourrices ou mères de famille, 21 enfants, 18 jeunes filles, 15 hommes, qui par leur âge, leur position, leur moralité, leurs antécédents, ne peuvent être soup-

____

(1) Article *syphilis*, *Dictionnaire des sciences médicales*.

çonnés coupables, bien qu'infectés du principe contagieux.

Témoins d'une multitude de faits de cette nature, convaincus de leur action pernicieuse sur la société, des citoyens bien intentionnés ont cherché en dehors du pouvoir, à opposer de nouveaux obstacles à la maladie, à procurer à ses victimes de nouveaux secours. Sur la proposition et l'initiative de M. le docteur Munaret, un dispensaire spécial a été créé à Lyon, pour le traitement de la syphilis; cette œuvre encore à sa naissance, soutenue par des souscriptions particulières, ne possède que de faibles ressources.

Sur l'ordonnance d'un médecin attaché à ce service, des remèdes sont distribués gratis au malade indigent qui se rend aux visites du dispensaire (1). Organisée sur de larges bases, si elle est conduite avec sagesse, malgré les obstacles qu'elle peut rencontrer, malgré les chances défavorables qu'elle peut offrir en quelques points, il faut reconnaître qu'une œuvre de ce genre est bonne en elle-même, et mérite d'être soutenue. A cette heure déjà, telle qu'elle existe, *suivant le rapport du médecin fondateur*, 18 malades, tous les jours, sont admis aux consultations; tous sans

---

(1) Le but et la nécessité de cette institution se trouvent exposés dans un Mémoire du docteur Munaret, fondateur du dispensaire. Lyon, 1840.

doute n'obtiennent pas des remèdes, car les fonds ne s'élèvent point encore à trois mille francs. Six mille malades par an, *d'après ce compte*, recevraient aujourd'hui des conseils gratuits sinon des secours.

Un relevé fait par M. Munaret, et que nous devons à son obligeance, porte que, dans le premier semestre de sa création, le dispensaire a traité :

Hommes mariés. . . . 12
Célibataires 63
Total 75

Trois malades seulement ont été obligés de garder le lit durant quelques jours. Nous ferons remarquer que les cas observés à l'hospice de l'Antiquaille, nous ont, en général, paru plus graves ; proportion gardée, un bien plus grand nombre de malades y sont nécessairement tenus au repos ; il en est de même des individus infectés qu'il nous a été donné de soigner en ville.

L'époque, sans doute différente, à laquelle les maladies sont observées au dispensaire et à l'hospice, peut seule expliquer ce faits opposés. Parmi les sujets venus au dispensaire :

40 avaient été auparavant soumis à un traitement empirique,

4 avaient subi ou commencé un traitement rationnel,

31 n'avaient encore rien fait.

La majorité des traitements empiriques avait été conseillée par des pharmaciens ou des herboristes ; la plupart des vénériens médicamentés par eux sont arrivés au dispensaire plus malades qu'avant et dévalisés.

La section des femmes, dans le même laps de temps (*six mois*), a secouru 28 malades dans les conditions suivantes :

Femmes mariées avec enfants. . .	9
Femmes *idem* sans enfants.	5
Célibataires	14
Total . . . . . , . . .	28

Sur ce nombre il y avait 3 femmes enceintes.

8 de ces malheureuses avaient subi un traitement empirique,

10 avaient consulté des médecins et commencé un traitement rationnel,

10 étaient demeurées sans aucune médication.

69 malades sur 103 ont été complètement guéris : les autres n'ont point persisté dans leur traitement ; le médecin du dispensaire les a perdu de vue, quelques-uns sont entrés à l'Antiquaille.

A l'hospice de la Guillotière, l'administration a institué des consultations gratuites où les vénériens sont admis. Ces visites, faites par M. le docteur Baumès, médecin de l'établissement, ont lieu une fois par semaine; les remèdes prescrits sont fournis par le bureau de bienfaisance. Nous ignorons le chiffre exact des malheureux qui reçoivent des secours, mais nous savons de bonne part qu'il est considérable.

Tel est l'ensemble des moyens curatifs opposés aujourd'hui parmi nous à la syphilis; on peut juger s'ils sont l'expression réelle des besoins.

« Les secours qui remédient, dit l'économiste de Gérando, autorité sur laquelle nous sommes heureux de nous appuyer souvent, doivent être subordonnés à ceux qui préservent. » Quelles sont donc les ressources mises en jeu pour empêcher la prostitution d'insinuer dans le peuple le poison qu'elle entretient ?...

Voyons si les précautions, si les mesures préservatrices, si la surveillance exercée dans la ville sur les sources les plus directes de la maladie, sont suffisantes : les soins administratifs dirigés contre la propagation de ce fléau sont-ils si bien combinés, que l'on puisse raisonnablement espérer de les voir parvenir au but qu'on se propose ?...

L'autorité, sans poursuivre par des persécutions injustes les femmes qui se livrent à la débauche, ne doit point oublier qu'elles sont le foyer le plus redoutable de la contagion, et que les prostituées doivent être sans cesse l'objet d'une active sur-

veillance , et de mesures hygiéniques rigoureusement exécutées.

Dans toutes les cités populeuses, les filles publiques sont contraintes de se faire inscrire au
bureau de la police; des visites sanitaires sont
ordonnées et s'accomplissent pour constater leur
état de santé ou de maladie.

« Non seulement en France, mais en Italie, en
Allemagne, en Prusse , les mêmes moyens sont
prescrits ou adoptés (1).

«A Florence, un médecin désigné par l'administration procède à ces visites tous les huit jours.»

Dans plusieurs villes de l'Allemagne , le médecin inspecteur inscrit le jour de sa visite sur
un registre, que la fille publique est tenue de présenter à ceux qui se rendent chez elle.

En Prusse, les femmes de mauvaise vie sont
soumises à une grande surveillance, et reléguées
dans des quartiers qui leur sont spécialement dé-
volus. L'isolement des maisons a l'avantage de
rendre l'inspection plus complète et plus facile. Les
agents peuvent s'assurer de suite si les filles qu'ils

---

(1) Le docteur Lusterbourg : *Rapport fait au conseil de salubrité le
21 mai 1835.* Déjà à cette époque le conseil avait proposé au pouvoir
des mesures préservatrices et répressives des maux que nous signalons.
Leur urgence était parfaitement démontrée dans ce Mémoire de
M. Lusterbourg; mais l'autorité ne tint aucun compte de ces sages
avertissements.

14

rencontrent dans les rues, les places publiques, chez les logeurs, les cabaretiers, se sont soustraites à l'inscription au bureau de police, et si, possédant leurs cartes, elles ont été exactement visitées (1).

Trois divisions principales subsistent, ont été reconnues par nous, dans la classe des prostituées à Lyon. Une seule, la moins nombreuse, est soumise au contrôle de la police médicale. 280 femmes sont inscrites à la mairie; une fois par mois elles sont visitées dans les maisons publiques par les médecins désignés. Le nombre de ces médecins nommés par la municipalité, est de neuf; ils sont, dans l'exercice de leurs fonctions, accompagnés par un agent chargé de les faire reconnaître, de recevoir, d'exécuter leurs observations ou leurs ordres. Prévenus ordinairement deux jours d'avance, ces inspecteurs accomplissent leur mission en quelque sorte à heures fixes. Les femmes se trouvant averties, ont la possibilité de se soustraire à la visite, de substituer à leur place une de leurs compagnes. Si elles redoutent les conséquences de l'inspection, elles disparaissent momentanément; ou bien, si leur état de santé est douteux, s'il leur est enjoint de se faire

---

(2) Ces détails, extraits en partie du travail de M. Lusterbourg, ont précédé la publication de l'ouvrage de M. Parent Duchâtelet.

examiner de nouveau, de passer à l'hôtel-de-ville, à deux ou trois jours d'intervalle, on ne peut que bien rarement, les amener à cette contre-visite. C'est en vain que le médecin fait son rapport, constate l'absence, exige, dans l'intérêt de la salubrité publique, que la prostituée inscrite sur les registres soit astreinte à la règle commune. La demande, surtout lorsqu'il existe des soupçons ou des craintes, reste sans effet.

« Plusieurs fois, m'a répété un de nos confrères chargé de cette fonction, je n'ai pu obtenir l'accomplissement de telles formalités nécessitées par mon service; des obstacles, des influences se rencontrent à chaque instant; ils sont fréquemment, par leur nature, impossibles à surmonter.

« Rarement, à Lyon, une femme qui n'est pas dépourvue d'agréments physiques, manque de protecteurs qui la mettent à l'abri de l'inquisition ou des atteintes de la police. »

Presque jamais, en effet, une fille sortant d'une maison *de premier ordre*, ne monte à l'hospice de l'Antiquaille.

La plupart des maîtresses de maison possèdent des chambres en ville ou dans les communes environnantes, s'entendent, sont associées même avec des guérisseurs ; et lorsqu'une femme, qu'elles ont intérêt de conserver, est infectée, il leur est aisé de la soustraire, de la faire traiter à domicile, mais non de la guérir. Dans ces conditions, la malade ne s'abstient point du trafic dangereux qui la fait vivre, elle vient souvent, à la nuit tombante, reprendre son infâme métier et répandre la contagion.

Si notre désir, notre volonté n'étaient pas d'éviter avec soin tout sujet de scandale, nous pourrions citer des prostituées, arrêtées comme malades sur des plaintes nombreuses parvenues aux chefs du service de salubrité, reconnues et déclarées *vénériennes* par les hommes de l'art, relâchées néanmoins immédiatement après la visite, par le crédit et à la sollicitation de certains magistrats haut placés. L'homme est partout le même; ouvrez le livre de Parent-Duchâtelet, des exemples semblables y abondent.

Ainsi se trouve paralysée l'action du pouvoir : comment des agents subalternes résisteront-ils à la vénalité, à la corruption, lorsqu'ils ont tous les jours sous les yeux des scènes semblables?...

Nous savons de source authentique que des menaces indirectes de destitution ont été faites par des personnages influents à des employés pour les intimider, pour leur empêcher de surveiller des maisons clandestines où étaient conduites et souillées des filles mineures.

Que nous sommes loin, dans nos règlements et dans leur exécution, de la sévérité qui règne en Prusse, à Berlin, dans les mesures sanitaires qui concernent cet ordre de choses!...

Bonorden, dans son Traité de la maladie vénérienne (analysé longuement dans la *Revue médicale* par M. le docteur Gauthier), assure que toutes les fois qu'un homme atteint de la syphilis dénonce la femme qui lui a inoculé le virus, elle est immédiatement arrêtée, soumise à une visite rigoureuse et à un traitement médical, s'il est jugé nécessaire.

Suivant un tableau que nous devons à l'obligeance d'un de nos collègues bien renseigné à cet égard, vingt à vingt-cinq femmes échappent tous les mois à la visite; et sur ce nombre, les deux tiers environ sont malades. Elles se cachent, mais n'abandonnent point leur commerce honteux. Traitées en secret, exploitées par des charlatans ou livrées à des recettes qui leur sont particulières, elles continuent à propager au sein de notre population le mal qui les dévore. Ce n'est qu'arrêtées par la souffrance, réduites à la dernière misère, après avoir vendu ou mis en gage tous les objets qui pouvaient leur appartenir, qu'elles se décident à réclamer les secours dont elles ont besoin depuis long-temps. En 1834 et 1835, nous avons observé, à l'hospice de l'Antiquaille, des filles publiques gravement affectées; les lésions existantes paraissaient dater de plusieurs mois; et sur nos questions, ces malheureuses avouaient s'être adonnées à la prostitution jusqu'au dernier jour. Nous avons la certitude que des faits semblables, actuellement encore, ne sont pas exceptionnels.

Le médecin, après son inspection, signale à l'agent les malades qu'il a rencontrées. Celui-ci les arrête, les dépose à la prison de l'hôtel-de-ville; et lorsqu'il a fait sa ronde dans tous les quartiers, il les conduit toutes ensemble (à chaque visite elles sont de huit à dix), à l'hospice de l'Antiquaille, où elles sont admises sur un ordre de la mairie.

Plus des fonctions intéressent la société par les conséquences qu'elles peuvent avoir, plus elles demandent de soins et de circonspection dans leur exercice. Les hommes qui sont chargés du service sanitaire mériteraient de trouver dans les honoraires alloués, un dédommagement convenable pour leurs peines et pour l'emploi de leur temps. L'autorité municipale, cependant, ne consacre aucun fonds à cette dépense, qui n'a point de budget à la mairie. Les médecins seulement sont autorisés à faire lever sur chaque fille une contribution de trois francs par mois pour la visite *dans les maisons*; la contre-visite, qui s'opère quinze jours après, à l'Hôtel-de-Ville, est gratuite. La perception de ce droit, établi en vertu d'une loi ou d'un règlement qui nous est inconnu, s'accomplit par l'intermédiaire d'un agent délégué; il prélève pour lui cinquante centimes par fille; l'argent est remis à un comptable qui ne reconnaît en cette matière que le pouvoir des médecins; il retient à son tour six pour cent sur les sommes dont il fait une égale répartition entre les inspecteurs.

Nous le demandons encore une fois, une pareille situation est-elle tolérable? Peut-on comprendre une organisation de cette nature? Ses vices, ses dangers, son inconvenance ne ressortent-ils pas du simple exposé des faits? Est-il possible que des abus énormes, criants, n'existent pas lorsque tant d'intérêts sont engagés dans une matière capable de soulever tant de passions!.. Nous ne comprenons point la ridicule parcimonie de l'autorité, qui exige une rétribution de trois francs. A Paris, le dispensaire, la préfecture de police ont supprimé cette taxe; tous les employés sont rétribués sur le budget municipal; leurs émoluments répondent à l'importance, à la valeur de leurs services et de leur position ; il est moins à craindre qu'ils viennent à faiblir dans leurs devoirs par l'appât d'un gain illicite.

Ce changement a eu les suites les plus heureuses dans la capitale sur l'hygiène publique, sur l'état sanitaire des filles prostituées. Soumises à moins de vexations, elles se sont plus exactement prêtées aux vues du conseil de salubrité. Pour certaines femmes du plus bas étage, qui mangent à l'avance dans la dissipation ce qu'elles gagnent par la débauche, trois francs quelquefois sont une somme difficile à réaliser. On ne peut véritablement se faire une idée bien complète de la misère, qu'après l'avoir observée chez les prostituées.

L'autorité devrait donc adopter parmi nous la même règle, les mêmes principes, prendre à sa solde, comme elle l'a fait pour le conseil de salubrité, les médecins et tous les agents qu'elle destine à la surveillance de la prostitution; elle diminuerait par là les chances d'un trafic préjudiciable à la société. Les protections accordées à prix d'argent par les employés deviendraient nécessairement plus rares; certaines maisons, réputées clandestines, renfermant plus de prostituées que les maisons les plus avérées, ne présenteraient pas seulement trois ou quatre filles à la visite, lorsque *dix* et *onze* s'y prostituent. On ne peut se persuader avec quelle facilité, quelle effronterie, la corruption s'exerce sur les employés subalternes. « Souvent en ma présence, me rapportait un médecin inspecteur, des sommes d'argent, des étrennes, ont été données à des agents de police par des maîtresses, pour les payer sans doute de services rendus. C'était toujours de

*l'argent prêté qu'elles restituaient, ou un arriéré
sur une vente, sur un travail terminé qui était
soldé.* Je ne pouvais être dupe de pareilles manœuvres ou de tels prétextes... »

Tous ces vices ont été reconnus, avoués par
l'homme ferme et bien intentionné qui se trouve
aujourd'hui à la tête de la police sanitaire (1).
Mais ses bonnes intentions sont demeurées sans
résultats, ses efforts ont été vains, pour lutter
contre l'organisation actuelle; il a dû momentanément céder au torrent, il prépare la réforme,
il est nécessaire qu'on lui en facilite les moyens ;
seul, il ne peut que pallier ou punir quelques-uns
des nombreux abus qui viennent d'être énumérés.

Ainsi, les statuts de la police, malgré leur insuffisance, malgré leurs imperfections évidentes,
sont loin d'être exécutés dans leur ensemble.
Les infractions qui se répètent à chaque instant,
et de la part de ceux qui doivent veiller à ces
mesures, et de la part des sujets qu'elles concernent, les rendent illusoires ou leur font perdre
encore de leur importance.

Quand bien même leur accomplissement serait
absolu, rigoureux, oserait-on soutenir que ces
précautions fournissent à la santé publique les ga-

____

(1) M. Pionin, chef de bureau à la mairie de Lyon.

ranties nécessaires? Nous ne le pensons pas, vu la marche et les symptômes de la maladie.

Un intervalle de quinze jours entre chaque visite (1), est un champ immense laissé à la contagion. Il est impossible de rien fixer de positif sur la période d'incubation, elle varie suivant la susceptibilité, suivant l'idiosyncrasie des individus ; les phénomènes de la vie ne sauraient être subordonnés à une règle unique. MM. Ratier et Peterman, qui ont fait de minutieuses recherches, portent à quatre jours, *terme moyen*, le temps que le virus met à se développer; cette opinion est adoptée par des auteurs recommandables, elle est confirmée par nos propres observations. Le germe, avant de se reproduire sur nos organes, existe quelque temps sans se manifester par aucune lésion appréciable. Une femme est infectée depuis quarante-huit heures et plus, aucun signe cependant ne l'indique; elle est portée saine sur les registres de la visite, la syphilis se déclare chez elle immédiatement après, et durant douze ou quatorze jours elle continue à répandre le mal à profusion, sans être inquiétée ni poursuivie. Étudiant les ravages de la contagion dans les

(1) Nous n'avons parlé que de la visite mensuelle à domicile; mais il en est une seconde, non rétribuée, qui se fait quinze jours après, dans une salle de l'Hôtel-de-Ville, où toutes les femmes sont censées se rendre exactement.

circonstances qui sont les nôtres, nous pouvons assurer qu'une femme malade, dans l'espace de 12 à 14 jours, inocule le virus à plus de 35 à 40 victimes. Qu'on juge maintenant des conséquences!.... Nous ne parlons que des prostituées qui ont une carte de police. Mais, ce n'est, comme on l'a vu, qu'un des membres de la question; seul, il ne peut faire apprécier le mal dans son ensemble. Nous avons exposé ailleurs (1) l'influence que doivent avoir nécessairement toutes les femmes qui, dans des conditions différentes en apparence, retirent cependant du libertinage les moyens réels de vivre ou de briller dans le monde. Les résultats des notes officielles, les registres de l'inspection à domicile, d'accord avec les comptes de l'hospice de l'Antiquaille, établissent que sur vingt-sept femmes soumises à la visite, on en rencontre au moins une de malade. Mais, ayant égard aux omissions, aux difficultés signalées auparavant, ce chiffre doit être notablement abaissé; à notre avis, le rapport est de une à vingt-trois, environ.

L'autorité, qui ne se livre à aucun effort sérieux pour diminuer les ravages du vice, qui ne dirige point contre le fléau qui en est la suite habituelle des secours généreusement distribués, ne

____

(1) Première partie de ce mémoire.

cherche même pas, lorsque le mal existe, à empêcher qu'il soit aggravé par des médicastres
ignares, par des empiriques effrontés. Leur charlatanisme est soutenu, toléré à Lyon, plus peut-
être que dans aucune ville de France. Il devient
à son tour une cause nouvelle de ruine pour la
santé aussi bien que pour la fortune de notre
classe ouvrière.

Afin qu'on ne se méprenne point sur nos intentions, sur le sens de nos paroles, nous voulons dire, en cette circonstance, sur ces faits notre
pensée tout entière. C'est en faveur des malades
que nous élevons la voix en ce moment, c'est
pour soutenir la dignité de notre profession, mais
non pas dans l'espérance d'un bénéfice plus considérable. Il est établi, et nous pourrions démontrer par des chiffres, par des recherches auxquelles nous nous sommes livrés, que la profession
de la science médicale ne perd rien (nous parlons
des produits, des résultats matériels, financiers),
aux manœuvres indignes, à l'usurpation illicite
de tous ces guérisseurs intrigants. Lorsque plus
tard, la nécessité ou la crainte ramènent vers
les médecins, les malheureux éprouvés souvent
plus par les remèdes que par l'affection elle-même,
leur traitement ou les soins qu'il rend indispensables, se prolongent davantage, compensent,
et au delà, au détriment du malade, la perte

minime que le médecin a semblé essuyer dans le principe. Le malheureux patient ne doit alors accuser que lui-même, il ne saurait faire retomber sur notre art des souffrances que sa crédulité et son ignorance seules ont causées, entretenues ou augmentées.

Dans une pétition qui demandait une loi sur l'organisation et la pratique de la médecine, soumise en 1833 à la Chambre des députés, les dangers d'un pareil état de choses sont clairement établis. Le rapporteur, frappé de l'énormité de ces abus, s'est exprimé en ces termes au nom de la commission d'examen : « La répression est du fait et du droit du gouvernement ; des lois doivent être créées, des mesures sévères adoptées par la police municipale : les pouvoirs doivent s'entendre pour régler les mesures de sûreté et de salubrité. Dans l'organisation présente, c'est l'adage suivant qui semble régler leur conduite : Decipiantur qui voluêre decipi. »

En tenant compte de la simplicité, de la confiance aveugle de la classe ouvrière, il faut reconnaître également que l'extrême insouciance de nos magistrats n'est point étrangère à tous ces désordres. On dirait, malgré les avertissements de notre conseil de salubrité, qu'il n'existe pas de lois répressives de la pratique illégale et dangereuse de la médecine par les bateleurs, les charlatans, les garde-malades, les herboristes, les pharmaciens, les sœurs dites *de charité*, les commères, les prétendus médecins aux urines ou officiers de santé. Nous les rangeons tous sur la même ligne, parce que tous ils possèdent des recettes uniques, immanquables contre la maladie syphilitique, dont la médication semble malheureusement leur être abandonnée. Dans notre ville, on peut apprécier la justesse de ces paroles du professeur Mahon, ancien médecin en chef de l'hospice des vénériens de Paris : « Il existe plusieurs dépôts de remèdes anti-vénériens, chez différents marchands qui les débitent à tout venant, moyennant leur commission. Plus ils en débitent, plus ils gagnent. De là, il arrive que beaucoup de personnes en prennent sans mesure comme sans besoin. On voit fréquemment des victimes d'une aveugle confiance périr des suites des accidents causés par ces remèdes pris sans précaution, à trop grande dose, en trop peu de temps, et souvent pour des indispositions étrangères au mal vénérien. Ces malades n'ont d'autres conseils que l'envie de guérir, le besoin de l'être le plus tôt et le plus secrètement possible. »

Sans doute la science du médecin n'est point infaillible ; si, dans la majorité des cas, elle parvient à soulager, nous la voyons trop souvent aussi impuissante dans ses efforts pour guérir. Elle est incertaine, susceptible de s'égarer quelquefois dans sa marche et dans ses applications; mais, dans la question présente, il existe des préceptes, des règles de conduite fondées sur l'expérience. La pratique a introduit et fait admettre généralement des doctrines dont il importe d'apprécier la valeur, lorsqu'on expose les secours affectés à la maladie vénérienne.

Nous avons présenté, en commençant, la syphilis comme étant de nature spécifique. Dans certaines conditions, chez quelques individus, avons-nous dit, elle peut se dissiper, elle se dissipe d'elle-même; mais, le plus ordinairement, ses symptômes exigent l'intervention de l'art pour se terminer d'une manière heureuse, et pour ne pas laisser de traces dans la constitution.

De nombreuses méthodes ont été tour à tour repoussées et reprises, suivant les systèmes des auteurs ou de leurs disciples. Beaucoup de remèdes ont été vantés par les uns, comme excellents, comme spécifiques, tandis qu'ils ont été rejetés par d'autres qui les croyaient inutiles et même pernicieux. Dans l'affection vénérienne, des moyens curatifs ont été demandés aux divers règnes de la nature. Toutes ces médications différentes mais non opposées, comptent des succès, que les partisans enthousiastes exaltent outre mesure, en ayant soin de pallier ou de taire leurs revers.

Aucun corps, cependant, ne peut être comparé au mercure et à ses composés, pour l'énergie et la certitude de l'action. L'introduction de ce métal dans la matière médicale, pour combattre la vérole, date de 1525 environ; elle est due à Jacques Bérenger de Carpy, qui l'employait en frictions sur la peau. Tombé entre des mains inhabiles, employé dans des circonstances défavorables, nous ne prétendons pas nier quelques-uns des mauvais effets attribués à ce remède, mais ce n'était point un motif pour en blâmer l'administration, et pour le proscrire *toujours* sans examen, comme plusieurs auteurs n'ont pas hésité à le faire.

De nos jours, des praticiens éclairés, des médecins dignes de foi, assurent guérir sans mercure des maladies vénériennes à toutes les périodes; ces exemples sont incontestables. Nous ne voulons pas rentrer dans la discussion théorique, dans l'appréciation des faits, nous répéterons seulement avec le docteur Baumès, qui cite des observations semblables tirées de sa pratique dans notre ville, que, *dans la majorité des cas*, l'organisme ayant ressenti profondément l'impression syphilitique, *spécifique*, une thérapeutique simple ne saurait plus suffire. «Aucun médecin de bonne foi ne regarde aujourd'hui le mercure comme un remède dangereux;

on s'accorde, au contraire, à lui reconnaître une action spéciale, qu'aucune autre substance ne possède à un aussi haut degré. Ce métal combat un mode vicieux par un autre mode qu'il imprime à l'économie; et ce dernier mode, qui neutralise complètement le premier, ne laisse aucune tendance au retour d'aucune espèce de phénomènes morbides, quand le mercure a été convenablement administré (1). » C'est ici encore que la prudence, que l'habileté sont nécessaires de la part du médecin; c'est ce qui rendra toujours la syphilis une maladie grave, lorsqu'elle est confiée à des guérisseurs empiriques.

«Nous admettons, dit le docteur Bottex (2), avec Astruc, Peyrilhe, Swédiaur, Cullerier, Lagneau, que le mercure est le médicament par excellence dans le traitement de la syphilis; si l'on ne veut pas lui donner le nom de *spécifique*, parce qu'il ne guérit pas toutes les maladies vénériennes, il est certain nonobstant, que c'est le remède le plus actif, et souvent le seul qui puisse enrayer la marche de ces affections quelquefois terribles. Des faits innombrables prouvent que des syphilis traitées par les seuls moyens antiphlogistiques, avec quelque apparence de succès, ont récidivé

(1) Baumès, *Précis théorique et pratique sur les maladies vénériennes.*
(2) Bottex, *De la nature et du traitement de la syphilis.*

15

et n'ont disparu définitivement que par l'emploi du mercure uni aux sudorifiques.» Les docteurs Répiquet, Bienvenu, Pasquier, Chapeau, la plupart des praticiens de notre ville, partagent ce sentiment fondé sur leur expérience.

Il peut arriver qu'on voie disparaître les symptômes sans que la cause spéciale soit parfaitement détruite; le traitement alors ne peut être considéré comme pernicieux, seulement il a été insuffisant; on ne doit pas se hâter de conclure, avec les adversaires de la médication mercurielle, qu'alors le retour ou la dégénérescence des accidents primitifs est dû à l'emploi du métal.

Nous pouvons affirmer que le mercure, objet d'une si grande terreur dans le monde que la syphilis effraie si peu, est aussi innocent que l'opium, que l'émétique, que le kermès, que le quinquina, etc., lorsqu'il est administré par un médecin habile, réglé et surveillé par lui dans ses applications thérapeutiques.

Lorsque, chez les adultes, le virus a couvé long-temps, a été modifié dans l'économie qu'il a profondément altéré, c'est en vain, c'est à tort même qu'on insisterait sur cette médication comme spécifique. Chez les enfants, lorsque la syphilis a perdu son cachet spécial, a subi en quelque sorte une transformation, on augmenterait la gravité de la maladie par l'administration

du mercure. Les amers, les toniques, les ferru-
gineux, les végétaux stimulants conviennent de
préférence. Saisir le moment opportun, et non
pas administrer le remède, est le trait caractéristique qui distingue le véritable homme de l'art.
C'est dans ces occasions, malheureusement bien
communes à Lyon, qu'il est permis d'avancer :
« La débauche, le mal qui en est la conséquence,
font moins de victimes que la médecine, que la
confiance aveugle dans les remèdes vantés ou
conseillés par les charlatans. »

L'or, l'argent, l'antimoine, etc., etc., les préparations dites dépuratives ou sudorifiques, ont
été proposés tour à tour pour remplacer le mercure; tous ces agents peuvent réussir, mais suivant nous, dans la majorité des cas, leur effet est
moins sûr, moins constant, leur emploi plus dispendieux. Il n'est pas dans notre pensée de des-
cendre aux particularités du traitement qu'exige
chaque symptôme, chaque lésion spéciale pro-
duite par la maladie vénérienne; notre intention
n'est que de poser ici quelques principes généraux.
Ils peuvent se résumer en peu de mots :

« Placer le malade dans les conditions hygiéniques et thérapeutiques qui favorisent la disparition, l'extinction du virus. »

Ce résultat, qui s'obtient quelquefois par les
seules forces de la nature, ou par un traitement

simple, doit, en général, être recherché par l'emploi, par la combinaison des remèdes les plus prompts, les plus sûrs, proclamés par l'expérience du plus grand nombre. Il faut agir promptement, dès le début, afin de ne pas laisser à la syphilis le temps de s'aggraver, de devenir une affection de tout l'organisme, de pénétrer tous les tissus.

Ce désir d'arrêter l'invasion de la syphilis, de prévenir l'infection générale, a suggéré une méthode, formulée dans ces derniers temps, par M. le docteur Ratier, dans un mémoire inséré aux *Archives générales de Médecine*. Pour empêcher la contagion, il propose la cautérisation des chancres à leur naissance; il confirme cette doctrine, cette manière d'agir, en rapportant diverses observations dans lesquelles ce traitement a été couronné de succès.

Mais le mode dont s'inocule la syphilis ne permet, suivant nous, de recourir, avec chances de réussite certaine, *à la méthode ectrotique,* que dans un très-petit nombre de cas. Il est démontré, en effet, par l'expérimentation, et par la pathologie, que l'absorption du pus contagieux s'opère ou à l'instant même du coït, avant l'apparition du chancre, ou dans les premiers moments de son existence, ou, enfin, à un intervalle plus ou moins éloigné de la production de l'ulcère. Ainsi donc, à quelqu'époque de l'existence des chancres qu'on les cautérise, on n'a pas la certitude que l'absorption du pus syphilitique n'a pas déjà eu lieu.

La méthode perturbatrice, essayée par quelques médecins, pour faire avorter la blennorrhagie dès son apparition, peut servir de texte à des remarques analogues. On ne parvient pas constamment à faire avorter, à remplacer une irritation, une inflammation existante, quelle que soit sa nature, par une autre artificielle, qui ne doit être que momentanée. Que d'accidents sérieux sont dus à ces tentatives infructueuses?

Nous ne pousserons pas plus loin l'examen des secours que demande la syphilis, ni l'étude des changements, que réclame la surveillance ou les causes de la prostitution : leur nécessité est évidente pour tous. Les dangers de ces deux fléaux étant reconnus, il devient urgent de les combattre énergiquement dans notre ville, où, comme on le sait, on les voit naître et se multiplier avec une rapidité extrême. La création de nouveaux moyens mis en usage par l'autorité, est une obligation envers la population présente, en même temps qu'une garantie pour la génération à venir. L'insuffisance des précautions opposées à l'accroissement du mal étant universellement avouée, nous devons, pour compléter notre travail, indiquer les mesures à prendre pour proportionner les secours aux besoins actuels. Dans cette question encore, les faits dont nous aurons à nous occuper seront de deux ordres : 1° politiques, 2° médicaux. Les uns concernent le pouvoir, les autres sont du domaine de la compétence de la médecine.

Quatrième Partie.

Le bonheur des êtres est dans la perfection physique ou la santé, et dans la perfection morale, l'instruction et la religion.

DE LA PROSTITUTION ET DE LA SYPHILIS, DES MOYENS D'Y REMÉDIER.

De tous les problèmes qui peuvent occuper l'esprit humain, aucun ne fournit de plus utiles lumières, ne conduit à de plus importants résultats, que les recherches relatives à l'amélioration soit morale, soit physique de notre espèce. Le gouvernement, cependant, dans la question présente, qui touche à l'une et à l'autre, n'a rien fait pour amener le peuple dans la voie du progrès; lui qui accorde des primes pour changer, perfectionner les races d'animaux domestiques, ne songe nullement aux causes pernicieuses qui peuvent épuiser la constitution des hommes, aux maladies qui, telles que la syphilis, ont une influence marquée sur la société tout entière. Il laisse aux simples particuliers le soin de fixer l'attention sur ces sujets d'intérêt général; il abandonne au bon vouloir de l'autorité locale, trop souvent insouciante ou paralysée dans ses efforts, l'adoption des mesures administratives dont l'urgence est incontestable, mais dont la réalisation ne s'opère jamais. C'est là ce qui se passe sous nos yeux, pour l'affection vénérienne et pour la prostitution. Le pouvoir restera-t-il donc toujours parmi nous impassible en face des malheurs qu'elles entraînent ; ou, pour les combattre, n'aura-t-il que des palliatifs à opposer ?

Le nombre des délits, des vices contre la morale publique, augmente. Les ascétiques crient au relâchement des liens religieux et moraux ; les esprits graves ne voient encore là qu'un effet résultant de causes générales. Que fait-on pour instruire la jeunesse dans la pratique des devoirs ? Que fait-on pour la mettre en garde contre les séductions ? Les enfants des ouvriers sont livrés au travail qui les réclame, et le travail chez nous est loin d'être organisé pour en faire des êtres moraux et intelligents. On parle sans cesse de mauvaises mœurs, qu'a-t-on imaginé pour y apporter une digue ?... Notre industrie se complaît à étaler ses produits ingénieux, à vanter bien haut ses découvertes et ses créations nouvelles ; mais elle a ses côtés hideux qu'elle cache, et que nous avons dévoilé en partie. Elle promet, sans tenir toujours, de donner du pain en échange du travail ;

que lui importent les besoins moraux et intellec-
tuels?... Elle met en activité les forces de la
femme sans égard pour son sexe; elle lui donne
un ouvrage dont le produit est au dessous de ce
qui est nécessaire pour ses besoins, ou dont la
peine est au dessus de ses facultés physiques.

Qu'il y a loin de l'état des ouvrières dans nos
manufactures à celui des femmes des Etat-Unis!
On connaît l'organisation industrielle de notre
ville; pour établir une comparaison qui permette
de bien juger de ses vices, nous empruntons à
M. Michel Chevalier (1) la citation suivante :
« Les fabriques de cotonnades emploient, à elles
seules, dans Lowel, six mille personnes. Sur ce
nombre, près de cinq mille sont de jeunes femmes
de 17 à 24 ans..... Elles sont là loin de leurs familles, livrées à elles-mêmes. Le matin et le soir
et aux heures des repas, les voyant traverser les
rues, vêtues proprement ; trouvant suspendus aux
murailles dans les ateliers, entre des vases de
fleurs et des arbustes qu'elles y entretiennent,
leurs fichus, leurs châles et leurs capuchons de
soie verte dont elles s'enveloppent la tête quand
elles sortent, ce n'est donc pas comme à Man-
chester ? me suis-je dit. Quand on m'a commu-
niqué le tableau des salaires, j'ai compris que ce

____

(1) Michel Chevalier, *Lettres sur l'Amérique.*

n'était pas en effet comme dans cette dernière ville.

«Les salaires des ouvrières habiles sont de 25 et même de 30 francs. Un grand nombre des ouvrières de Lowel peuvent économiser jusqu'à un dollar et demi (8 francs) par semaine. Au bout de quatre ans, passés dans les manufactures, leur pécule peut s'élever de 250 à 350 dollars (1333 à 1600 francs); elles ont alors une dot, quittent la fabrique et se marient. »

Peut-il paraître extraordinaire, actuellement, que des différences immenses séparent les deux pays, soit dans l'ordre physique, soit dans l'ordre moral, lorsque la constitution du travail est si opposée!...

Notre société, cependant, en exigeant le travail de tous ses membres, devrait aussi le régler de telle sorte qu'il ne ravalât pas l'artisan en lui procurant toutes les ressources nécessaires à son existence. Elle devrait s'opposer à ses abus, empêcher les conditions qui favorisent l'immoralité et l'abrutissement.

Le salaire est insuffisant s'il ne peut subvenir aux besoins du travailleur, selon les habitudes et les usages d'un pays; le bas prix n'est point un avantage pour la société, mais un élément de plus pour la corruption. « Les ouvrages de femmes sont peu payés (J.-B. Say, parlant des fabriques en France), par la raison qu'un très-grand nombre d'entre elles sont soutenues autrement que par leurs occupations. »

« Dans quelques ateliers, les femmes et les filles sont si misérables, que souvent elles n'ont à choisir qu'entre la faim et la prostitution. Pour les hommes, dans ces cas, il n'y a de ressources que dans un travail excessif, mal payé, énervant les facultés, abrutissant l'intelligence (1). »

Si de très-bonne heure, les parents envoient leurs enfants dans les ateliers où ils se pervertissent ; c'est que la nécessité les y contraint. « Le peuple n'aime ni les débauchés, ni les gens qui vivent de sales métiers, a dit un économiste ; qu'on sache comprendre ces tendances, et il ne sortira pas de son sein autant de recrues pour les choses ignominieuses ; il saura bien se garantir de la contagion, et, dans sa sollicitude, veiller sur l'avenir de ses enfants, les préserver de toute souillure. »

Il ne s'agit pas simplement de guérir la syphilis, les maux qui en sont la source, ou qui l'accompagnent, le pouvoir doit, s'appliquer à les prévenir ; il doit remédier aux vices de l'organisation que nous avons fait connaître dans la première partie de ce mémoire. « L'administra-

____

(1) Adolphe Boyer, *De l'état des ouvriers.*

tion (1), chargée de réprimer tout ce qui est contraire à la morale et à la santé publique, gardienne de l'une et de l'autre, doit plus de soins encore à la morale qu'à la santé. »

De la sagesse du gouvernement, du choix, de la droiture de ses employés, de la direction imprimée aux affaires, à l'industrie, à la religion, de la pureté des hommes élevés aux plus hauts rangs, du bon emploi de leur fortune, dépendent les principes, la moralité et la conduite du peuple; il suit trop fidèlement, parfois, les exemples qui lui sont donnés. Comment lui demander la sévérité dans l'accomplissement de ses devoirs de famille, la simplicité dans ses goûts, lorsqu'il voit ces vertus oubliées par ses supérieurs qui tournent tous leurs désirs, toutes leurs pensées, tous leurs efforts, vers la satisfaction des besoins physiques? Ces hommes qui blâment la prostitution, qui reconnaissent ses résultats désastreux, séduisent les femmes du peuple, ou les font servir d'instrument à leurs passions. On se plaint du luxe de la classe ouvrière, et c'est la voie employée le plus habituellement pour la séduire; le bien-être devient le prix que l'on attache souvent au déshonneur de la femme. On accuse l'artisan de manquer de prévoyance, et la modicité de la main-d'œuvre ne lui

_____

(1) Parent-Duchâtelet.

permet souvent aucune économie, surtout s'il est père de famille; on l'entraîne encore à la dissipation par les fêtes, par les occasions de dépenses qu'on fait naître sous ses pas, et qui viennent le distraire à chaque instant. On reconnaît que la misère devient, dans les temps malheureux de notre industrie, une cause de prostitution; et durant le chômage on abandonne l'ouvrière à elle-même, on laisse sa faiblesse, sa vertu aux prises avec le besoin.

Il importerait de moins crier contre les goûts onéreux, les dépenses exhorbitantes du peuple, et de lui donner de meilleurs exemples; d'imiter la conduite, de mettre en pratique les doctrines et les leçons du plus célèbre philosophe américain :

« Il est des cas, dit-il (1), où quelques modes inventées par le luxe peuvent devenir, dans les grandes villes, un mal public, comme il est lui-même, dans mon opinion, un mal particulier. Je n'ai encore rien trouvé pour remédier à ce fléau ; je ne suis même pas sûr qu'on puisse y réussir dans une vaste contrée, ni que ce soit constamment un mal aussi dangereux qu'on le croit généralement. L'espoir de devenir un jour en état de se procurer les jouissances du luxe, n'est-il pas un puissant aiguillon pour le travail et pour l'indus-

____

(1) Franklin , *OEuvres morales, politiques et littéraires*.

tric? Le luxe ne peut-il pas produire plus qu'il ne consomme, puisqu'il est vrai que, dans nos mœurs, sans un motif extraordinaire, les hommes seraient naturellement portés à vivre dans l'indolence et dans la paresse? Considéré sous ce point de vue, il n'est peut-être pas un véritable malheur pour la société, mais il faut porter une sérieuse attention aux moyens par lesquels ce bien-être s'acquiert; il faut veiller à ce qu'il s'obtienne toujours par le travail et non par le vice. »

Le système anglais, qui a enfanté la taxe des pauvres, la concurrence illimitée avec ses dangers, ses conséquences désastreuses se sont introduits dans notre commerce, se développent de plus en plus, et paraissent actuellement aux yeux du plus grand nombre, le meilleur de tous les régimes. Jusqu'ici le gouvernement n'a pas cru devoir intervenir dans la question du travail. L'insuffisance des salaires, les chômages de l'industrie sont cependant un des principes les plus constants de toutes les misères qui pèsent sur les classes pauvres, de tous les vices qui viennent les souiller. L'assurance du travail est une condition indispensable pour la moralité du peuple, et pour la stabilité du pays. « D'une existence irrégulière à une vie déréglée il n'y a qu'un pas. De là une cause active, énergique, qui menace sans cesse de bouleverser le fonds, sable mouvant sur lequel repose maintenant la société. Cette absence de toute fixité *détruit le corps* et *démoralise l'ame*. La plus grande et la plus précieuse des richesses publiques et privées, *c'est la certitude du lendemain.* Sans lendemain, il n'y a pas de foyer domestique, et par conséquent de famille ni de bonnes mœurs (1). »

Il n'entre point dans notre sujet, dans notre pensée, d'exposer à cette heure, nos doctrines sur les réformes à opérer dans l'état actuel; ce n'est point ici un livre d'économie politique. En constatant le mal, nous soutenons que c'est au pouvoir à prendre l'initiative dans la question qui nous occupe, mais nous ne prétendons pas déterminer, fixer à l'avance les limites de son action, lorsqu'il sera décidé à intervenir. Nous désirons seulement prouver par le résumé des désordres qui existent dans l'ordre moral comme dans l'ordre physique, que des changements immédiats sont indispensables. Ils sont justes et possibles ; ils sont à souhaiter sans bouleversements, sans secousses violentes ; nous les obtiendrons sans doute. La voie qui doit, à notre avis, mettre un terme aux maux de la situation présente, amener un équilibre qui, sans ruiner, sans déposséder les capitalistes procurera aux ouvriers un travail soutenu

(1) Michel Chevalier.

et suffisant, est l'association. « C'est par l'harmonie de leurs efforts que les hommes peuvent
se développer et travailler réciproquement ,
augmenter la somme de leurs jouissances (1). »

Bien que presque toutes les années, des crises
industrielles plus ou moins prolongées frappent
notre ville, et fassent sentir leurs rigueurs, on n'a
rien tenté jusqu'ici pour les prévenir, ou même
pour pallier leurs effets; on n'a pas essayé de remplacer un travail par un autre, comme on le pratique, par exemple, dans une ville manufactu-
rière voisine , à Tarare.

Dans la *morte-saison*, les jeunes filles de cette
contrée sont occupées ailleurs , par les fabricants;
leur salaire est moindre , mais il n'est pas sus-
pendu : « Ces précautions ont une influence très-
heureuse sur la moralité du pays. » Cette remarque
est de Villermé. M. de Gérando, réclamant la fondation d'ateliers de travail dans les villes industrielles, annonce en terminant : « Qu'il ne s'agit pas
seulement d'atteindre un but économique, qu'il
s'agit surtout d'atteindre un but moral. S'il y a
peu à espérer comme spéculation du produit
d'une telle industrie, il y a beaucoup à attendre
de ses effets sur les mœurs. » Ces idées se trouvent
également développées dans un remarquable rap-

____

(1) Emile Péreire.

port de M. Mont-Martin, sur les ateliers que l'on a songé a créer pour la première fois parmi nous, durant l'année 1837, de triste mémoire pour le commerce de notre ville.

Si des difficultés insurmontable aujourd'hui s'opposent à de pareils essais, il est d'autres moyens transitoires auxquels on peut recourir.

L'histoire de la prostitution a montré que, dans les temps de crises, beaucoup de femmes dans notre ville abandonnent les ateliers en chômage pour se livrer à la débauche, et en retirer des moyens d'existence. En attendant qu'un avenir meilleur pour elles ait modifié l'organisation présente du travail, on devrait créer à Lyon, sur une vaste échelle, d'après les mêmes principes, une institution semblable à celle qui a été fondée à Paris dans le couvent des Dames de Saint-Michel. Les filles qui déclarent ne se livrer au libertinage, à la prostitution, que contraintes par la misère, sont recueillies, réunies en communauté, et occupées à des travaux divers qui les font vivre. Ici, encore, c'est l'esprit religieux qui donne l'exemple à nos économistes, qui exécute une entreprise dont nos gouvernants se contentent de louer la sagesse.

Une Association Catholique, agissant dans le même but, tendant à moraliser la classe pauvre, a été formée dans notre ville entre des citoyens riches et dévoués, pour faire cesser le concubinage, source première de la prostitution et de ses désordres. Lorsque des ouvriers vivent en dehors des liens du mariage, ont des enfants, et ne comprennent point les devoirs qui leur sont imposés dans une telle condition, on s'efforce par des secours généreux, par des remontrances bienveillantes, de les rappeler à de meilleurs sentiments ; on aplanit par quelques avances toutes les difficultés qui les arrêtent, on accomplit les formalités, on paie tous les frais que peut nécessiter une union légitime et légale : on parvient ainsi à développer les idées d'ordre et de famille, on empêche le scandale et des maux plus terribles encore pour la société. Ces souscriptions, ces efforts isolés sont utiles sans doute ; ils sont nobles par les idées qui les inspirent, mais trop limités dans leur action ; ils ne peuvent agir en l'état que sur quelques individus, et non sur l'ensemble de la population malheureuse : leur influence sur les masses est presque nulle.

Les médecins et les économistes contemporains attribuent au mélange des sexes dans nos ateliers, au défaut de surveillance, la plupart des maux dont nous avons fait la description ; l'autorité, usant de sa puissance, n'a rien réglé pour diminuer, s'il est impossible de détruire, un tel état de choses. A Sédan, où les travaux ont quelque ressemblance avec les nôtres, mais où ils ne s'exécutent pas dans les mêmes conditions, où les ateliers ne présentent point les abus entretenus par la communauté, qui pèsent sur ceux de notre ville, la classe ouvrière (1) est plus laborieuse, moins pauvre, les mœurs sont meilleures, les enfants se portent mieux que partout ailleurs, le libertinage est moins grand, et par conséquent, les maladies qu'il entraîne.

Depuis quelques années, comme on sait, la fabrication des étoffes de soie prend de l'extension en Russie.Le gouvernement, dès le principe, a contraint les chefs d'ateliers de séparer les sexes. Une note de Meyendorf nous apprend que les dortoirs des hommes ne peuvent avoir aucune communication avec ceux des femmes. Une solidarité plus grande que chez nous lie le maître à l'ouvrier. Pour les cas de maladie qui ne comportent pas immédiatement le transport à l'hôpital, le chef est tenu d'en avoir soin à part : les fabricants doivent exercer la surveillance la plus scrupuleuse sur la santé des travailleurs; il leur est recommandé de veiller sur la conduite de leurs employés, surtout dans les maisons où se trouvent *les femmes de soldats.*

(1) Villermé.

Si ces sages mesures ne peuvent être mises en usage parmi nous à cause du morcellement du travail, du manque de capitaux, de la faiblesse et de la multitude de nos ateliers, elles pourraient du moins être remplacées par quelques mesures capables d'atténuer les vices existants.

Les mesures de précaution (1) touchent d'aussi près à la médecine, que les dispositions morbifiques aux maladies ; mais ces dispositions tiennent au moins aussi souvent aux institutions sociales. L'examen des usages et de la police d'un pays conduit souvent à découvrir les causes des maux, et les principes de leur traitement.

Il n'entre pas dans notre sujet, après avoir établi les causes déterminantes principales de la prostitution et de la syphilis, de rechercher s'il est nécessaire de tolérer la première, pour épargner à la société de plus grands désordres. Notre opinion est qu'elle n'est point indispensable ; les maux qui l'accompagnent, et que nous devons combattre avec énergie, ne sauraient être balancés par les avantages qu'elle peut avoir.

Dans tous les cas, quel que soit le système, ou la forme du gouvernement, quels que soient les changements apportés à notre régime industriel,

____

(1) Feiedlauder, *De l'Education publique de l'homme.*

malgré tous les efforts de nos magistrats, nous ne croyons point qu'on puisse prétendre détruire d'une manière absolue la prostitution. Actuellement des circonstances nombreuses, il est vrai, favorisent son apparition, lui donnent naissance, la multiplient, mais on la verrait cependant se produire encore, si toutes ces causes venaient à cesser; elle serait due alors aux passions, à la faiblesse, aux vices mêmes, inhérents à la nature humaine. Elle serait plus rare; mais, nous le répétons, elle ne serait point anéantie; ses effets, ses exemples, seraient moins à redouter.

A l'instar des anciens, qui la regardaient comme contraire aux principes de la morale, mais qui, par politique, par raison, ne la défendirent jamais d'une manière expresse, nous ne pouvions moins faire que de la blâmer en constatant sa fréquence dans notre ville. La note d'infamie attachée aux prostituées n'eut jamais pour objet de détruire la prostitution, mais de la flétrir pour en modérer les abus.

Aujourd'hui plus que jamais, on peut remarquer la justesse de cette pensée de Cicéron : (1) « Interdire à la jeunesse tout amour des courtisanes, serait les principes d'une vertu sévère, mais ces principes s'accordent trop peu avec le relâche-

____

(1) *Discours pour Cœlius.*

ment des mœurs du siècle, ou même avec les usages et la tolérance de la société. »

Si donc on ne peut espérer de faire disparaître ce fléau, il importe à la santé publique que l'administration le poursuive dans ses conséquences funestes, diminue son action dans le développement et la transmission de la maladie syphilitique.

La première mesure à laquelle doive s'arrêter l'autorité, est de supprimer le scandale, est d'empêcher la provocation au milieu des rues; nous avons dit ses suites fâcheuses, pour la classe ouvrière, pour les jeunes filles sages, pour les jeunes hommes des écoles. L'utilité de cette répression ne saurait donc être révoquée en doute; il y a deux ans bientôt, elle reçut, aux applaudissements de toute notre population honnête, un commencement d'exécution, qui a prouvé sa possibilité, mais que des circonstances indépendantes de la volonté de son auteur, ont forcé de suspendre. Des essais du même genre avaient été expérimentés à Paris, et avaient également réussi. Au commencement de 1830, sous l'administration de M. Mangin, préfet de police, une brigade d'ordre pour la répression de la provocation à la débauche sur la voie publique, avait été instituée. Ces agents choisis avec soin, retenus par des ordres rigoureux dont ils ne pouvaient s'écarter sans crainte, remplissaient leur mission avec exactitude.

Le service de ces surveillants deviendrait plus facile encore, si certains quartiers étaient défendus à la prostitution, comme cela devrait être ; la désignation d'une ou de plusieurs rues, dans les divers arrondissements, serait favorable non seulement à la santé, mais au maintien de l'ordre. Concentrer le vice est le plus sûr garant que puisse recevoir la morale. Les maisons de débauche sont le siège de tapages nocturnes, sont la retraite des mauvais sujets ou des voleurs. Le code Prussien (*Art. délits-charnels*) relègue les femmes de mauvaise vie, loin des rues les plus passagères et les plus commerçantes.

A toutes les époques, partout, on a senti la nécessité d'une législation spéciale pour les femmes prostituées. A Paris, pour la violation des dispositions réglementaires, pour les punitions administratives, on n'a jamais recours aux tribunaux ordinaires ; les filles sont traitées non pas en ilotes, mais comme des êtres en dehors de la société. Depuis que ces lois exceptionnelles existent, sont appliquées par un homme juste et droit ; depuis qu'une surveillance particulière est introduite, on connaît les changements heureux qu'a subis l'état sanitaire de la capitale ; Parent Duchâtelet les présente comme un exemple à imiter dans toutes les grandes villes. On ne saurait se plaindre de ces mesures extra-légales, pas mieux que des arrêtés administratifs, en vigueur jusqu'à ce jour, qui ne reposent pas non plus sur le texte des lois; si elles portent atteinte à la liberté individuelle, elles sont amplement justifiées par ces graves paroles de Montesquieu (1). « Il y a tant d'imperfections attachées à la perte de la vertu dans les femmes, toute leur ame est si fort dégradée, ce point principal ôté en fait tomber tant d'autres, que l'on peut regarder dans un état, l'incontinence publique comme le dernier des malheurs. »

Dans ces cas, c'est le magistrat qui doit sévir plutôt que la loi ; les pouvoirs relativement à la débauche sont autant de convenance que de nécessité.

Notre police de salubrité, pour parvenir aux résultats que nous désirons, demande une réorganisation complète. Sa juridiction ne devrait pas comprendre simplement l'enceinte de notre ville, mais s'étendre sur les faubourgs. La concentration doit être établie dans l'intérêt de la santé publique, comme elle l'a été dans des vues politiques. Les agents subalternes devraient dépendre immédiatement de leurs supérieurs

____

(1) *Esprit des Lois*, liv. VII. chap. 9.

pour la régularité du service ; ce n'est point là
ce qui a lieu, ils sont nommés les uns et les autres
par des pouvoirs différents; leurs attributions
sont limitées à une circonscription très-étroite
qu'ils se gardent bien de franchir, surtout pour
les faits dont nous parlons.

Est-il possible dès lors que le mal soit pour-
suivi avec discernement et sévérité? La prostitution clandestine, dont la recherche et la diminution importent principalement, se développe
avec plus de liberté ; c'est elle qui sera longtemps
encore parmi nous la cause la plus générale
d'infection ; c'est dans son sein que se recrute la
prostitution enregistrée plus tard sur les contrôles de la Mairie. Il ne suffit pas, pour réprimer
le vice, de défendre d'attirer dans la débauche
de pauvres filles sous prétexte de leur donner
des habits, des parures, ou de pourvoir à leur
subsistance ; il faut, par des peines établies,
empêcher les maîtresses de les recevoir.

« J'ai appris dans l'exercice de ma profession,
écrivait en 1828 le docteur Ste-Marie, que souvent les femmes qui tiennent maison, paient
de jeunes ouvrières bien portantes, qui ne se
livrent point habituellement à la débauche, pour
tenir la place de quelques prostituées qu'elles
ont grand intérêt à dérober à la visite sanitaire. »
Cette conduite se renouvelle encore tous les

jours ; la police le sait, et nonobstant elle ferme les yeux.

Le code pénal de 1810 ne s'est attaché qu'à la répression du scandale : «Toute personne qui aura commis un outrage public à la pudeur, sera punie d'un emprisonnement de trois mois à un an.» Mais cette disposition combinée avec la loi de 1791, dirigée plus spécialement contre la prostitution clandestine, donne à nos magistrats le pouvoir de réprimer tous les délits qui la constituent, et permet de combattre la provocation à la débauche sur nos places, nos rues, nos promenades, dans nos théâtres. L'expérience a appris que dans les corrections infligées, il faut préférer la prison aux amendes. On se plaint de l'impuissance de la législation, et on laisse dans l'oubli les moyens de répression qu'elle peut offrir dans les conditions présentes!...

A Paris, la police recherche avec persévérance les filles insoumises, qui ont disparu de leur domicile, qui sont soupçonnées malades par le Dispensaire ; les *maîtresses* sont rendues en quelque sorte responsables de leur fuite, elles sont intéressées à la parfaite exécution des règlements ; les perquisitions ne se font pas simplement, dans les maisons de tolérance, et dans la ville, mais, dans les faubourgs, chez les hôteliers, les logeurs, dans les chambres garnies. On considère jusqu'ici parmi nous , la disparition d'une femme malade , comme un fait insignifiant, et même comme un bénéfice , comme une économie pour le budget de la ville. Lorsqu'une femme a passé les portes, ou le pont de la Guillotière, elle est à l'abri de l'action de notre *police de salubrité*, qui l'abandonne.

A Paris, (c'est là toujours notre point de comparaison), lorsque de jeunes filles surprises en flagrant délit de prostitution clandestine sont amenées à la Préfecture de police, le Dispensaire a mission de les visiter ; reconnues malades, elles sont retenues et traitées, avant d'être renvoyées dans leur famille. Rien de semblable ne se pratique à Lyon , malgré les avantages d'hygiène publique que pourrait offrir une pareille détermination. Lorsqu'on a voulu tenter des modifications utiles, de tous côtés on s'est récrié au nom des mœurs, contre ces moyens *vexatoires*.

A leur début, l'ensemble de ces précautions et de ces mesures amènerait peut-être l'accroissement des *maisons de tolérance avouées ;* mais aussi le vice, par cette raison même, deviendrait moins grand, moins pernicieux. C'était l'opinion de MM. Pasquier et de Belleyme, anciens préfets de police de la capitale, sollicités d'accorder des brevets pour des maisons clandestines, ils les refusèrent l'un et l'autre, regardant leur scandale et leurs dangers comme plus grands et plus redoutables pour la société, par le manque de toute surveillance : entre deux maux, ils durent choisir le moindre ; en attendant mieux, les mêmes principes doivent nous diriger.

« Plus on cernera la syphilis chez les filles publiques où il est permis de la poursuivre à outrance, si l'on peut s'exprimer ainsi, plus elle diminuera par contre coup, dans les autres classes de personnes qu'elle a coutume d'affecter (1). »

Nous avons fait connaître l'organisation du service de santé dans notre ville ; neuf médecins sont à tour de rôle chargés de la visite, dans chaque quartier ; l'inspection se pratique tous les mois dans les maisons, de grand matin, souvent, à la lumière. « Que d'erreurs (2) n'est-on pas exposé à commettre, lorsqu'il faut juger des nombreux symptômes qui peuvent provenir des maladies vénériennes, dans un examen rapide, fait à la lueur d'un flambeau, et sur des personnes qui emploient toutes les ruses imaginables, pour déguiser leur état !.... »

« Les visites à Lyon se font ordinairement le matin, avant le jour durant une grande partie de l'année ; il serait à desirer qu'elles se fissent

(1) Tribuchet, chef du bureau de la police médicale à la préfecture à Paris.

(2) Ste-Marie, *Lecture de police médicale.*

constamment après le lever du soleil. Il est difficile de reconnaitre, à l'aide de la lumière artificielle, des aphthes, des ulcères superficiels, surtout ceux qui dans les affections syphilitiques chroniques se montrent dans la bouche, au devant et sur les côtés du voile du palais, et la phlogose, l'inflammation qui souvent est le seul signe à l'aide duquel on distingue la leucorrhée contagieuse, de la leucorrhée simple non vénérienne (1). »

Nous voudrions que les visites fussent rendues plus sûres dans leurs appréciations, par toutes les circonstances extérieures, et par tous les procédés que la médecine a conseillés dans ces derniers temps, par l'usage du spéculum entr'autres.

Nous ne pensons pas avec quelques auteurs, que l'emploi de cet instrument rendra possible, dans tous les cas, le diagnostic des accidents syphilitiques; mais nous croyons qu'il sera d'un très-utile secours dans quelques lésions obscures et profondes.

« Sans le spéculum, il est impossible de s'assurer de l'existence d'ulcères ayant leur siége au fond des parties naturelles, et qui même attaquent le col de la matrice (2). »

---

(1) Lusterbourg, *Rapport fait au conseil de salubrité de Lyon sur les moyens d'améliorer le service sanitaire des filles publiques.*

(2) Lusterbourg.

Qui empêcherait d'introduire à Lyon , dans les maisons de tolérance, l'usage qui existe en Allemagne , qui oblige les filles de posséder un régistre sur lequel est tracé leur signalement, est inscrit le jour de la visite et sont consignées les observations du médecin ?

Qui s'oppose aujourd'hui à ce qu'un rapport détaillé, sur le nombre et le caractère des maladies, soit fait très-exactement tous les mois et déposé aux archives de la mairie par un médecin inspecteur désigné ? Ce rapport, remis au conseil de salubrité, pourrait plus tard servir à la statistique médicale de la ville; il signalerait l'augmentation du nombre des femmes malades lors du passage des troupes, ou l'accroissement dû aux autres influences indiquées par nous ; il aurait soin de noter les affections devenues chroniques et dégénérées de manière à n'être plus contagieuses ; il s'occuperait aussi des maladies psoriques.

On ne doit jamais tolérer qu'une femme malade se fasse traiter dans les maisons, ou disparaisse lorsqu'elle est infectée. La maîtresse , comme à Paris, doit être responsable et intéressée à l'exécution des réglements de police ; la fille insoumise doit être recherchée avec soin.

Par les raisons que nous avons données plus haut, les visites sanitaires devraient se renouveler, à Lyon, tous les cinq jours : la nécessité de leur plus grande fréquence démontrée par le professeur Ratier, est également établie par les docteurs Collineau et Jacquemin de Paris, qui, médecins de la prison des filles depuis plus de vingt ans, ont observé que 4 ou 5 jours suffisent *ordinairement* pour l'apparition de la syphilis.

« Les inspections doivent être plus fréquentes, non prévues, faites à des jours indéterminés. Lorsque les filles sont instruites du jour de l'arrivée du médecin, elles emploient la veille, à l'instant même, des injections astringentes qui rendent moins abondantes et suppriment quelquefois momentanément les écoulements, qui reparaissent bientôt avec plus de force, et infectent les malheureux qui communiquent avec elles. Ces visites se font tous les huit jours à Brest, à Lorient, à Toulon (1). »

L'inspection doit porter sur tous les points que la maladie peut envahir, dans tous les lieux que souille la prostitution. Si la même surveillance était établie dans toutes les villes de France, si les nations voisines adoptaient les mêmes mesures, on pourrait peut-être un jour, dit un auteur, voir disparaître de l'Europe l'un des fléaux les plus honteux et les plus meurtriers de tous ceux qui affligent l'espèce humaine. La lèpre a

____

(1) Lusterbourg.

cessé, pourquoi le mal dont il s'agit ne pourrait-il pas s'éteindre?...

Le médecin doit rencontrer dans les agents qui l'assistent, un respect, une exactitude extrêmes pour l'exécution de ses ordres; dans l'autorité supérieure, une confiance et un bon vouloir qui répondent à son zéle et à son dévoûment, qui aplanissent les peines et les dégoûts d'un tel service. Ses honoraires doivent être proportionnés à l'importance, à l'utilité de ses fonctions, au temps qu'il leur sacrifie, réglés par l'administration elle-même, et non pas mesquinement subordonnés à la taxe incertaine de trois francs qu'on exige de la prostituée et que recueille un agent percepteur. Une somme de cinquante centimes est prélevée pour son salaire; il lui importe de faire rançonner toutes les prostituées; il ne suit point l'intention de l'administrateur, M. Fay de Sathonay, qui créa ce tarif en émettant le vœu de ne pas le voir s'étendre aux filles les plus misérables, qui ne pourraient fournir à de tels frais sans ajouter à leur inconduite le vol et l'escroquerie.

N'est-il pas étrange qu'une cité dont les revenus s'élèvent à plusieurs millions, qui protége les arts, indemnise les théâtres, qui est grevée de charges énormes d'une utilité plus ou moins contestable, ne puisse disposer de quelques mille francs lorsqu'il s'agit de mesures importantes qui intéressent au plus haut point l'hygiène publique?

Lyon ne doit-il, ne peut-il pas entretenir un dispensaire dont les attributions spéciales seraient de veiller à l'extinction de la maladie vénérienne, et à la répression des vices qui favorisent son développement.

Les médecins inspecteurs actuels, les employés du *Bureau des mœurs* à la mairie, seraient les premiers éléments de cette organisation nouvelle.

Ne serait-il pas plus utile de contraindre les femmes de se rendre elles-mêmes à la visite, une fois par semaine, que de les rechercher dans leurs repaires une fois par mois. Qu'on ne se figure pas que de grandes difficultés devraient nécessairement accompagner ces changements; ils se sont effectués à Paris et dans plusieurs villes de province, sans résistance, sans efforts; il en sera de même chez nous, lorsque la police sanitaire sera centralisée, et confiée à des mains pures et fermes.

S'il existe des obstacles, comme nous le pensons, à ce que le dispensaire soit établi à l'*hôtel-de-ville*, serait-il impossible de trouver ou de créer à Lyon un local qui possède les commodités qu'exige un établissement de cette nature?

Chaque inspecteur serait tenu, à tour de rôle,

à une visite de deux ou trois heures par semaine, suivant l'exigence de ses devoirs. Ses frais spéciaux pourraient être proportionnellement répartis entre la ville de Lyon, les faubourgs, et le gouvernement lui-même; les uns et les autres trouveraient dans cette dépense, des avantages incontestables.

C'est aux médecins du dispensaire, c'est au conseil de salubrité, qu'il conviendrait d'éclairer la population sur les soins que réclame une maladie qui rencontre tant d'empiriques guérisseurs, de guider l'autorité municipale dans les mesures sanitaires à opposer à cette affection. Le docteur Ratier (*dans un mémoire inséré aux Annales d'hygiène publique, et traitant des mesures de police médicale les plus propres à arrêter la propagation de la syphilis*), établit qu'aujourd'hui il y a cent chances pour une de voir le peuple s'adresser de préférence aux charlatans dont fourmillent nos grandes villes. « Si j'étais appelé à éclairer le pouvoir sur ce point, a-t-il écrit, je lui dirais : Foulez aux pieds cette prétendue pudeur qui a fait tant de mal, et ne craignez pas de faire connaître à vos administrés ce qui leur importe de savoir, et ce dont l'ignorance leur coûte si cher. » Un avis, conçu en termes convenables, ne saurait en rien blesser la pudeur publique. Qu'on ne vienne pas objecter qu'il répandrait la connaissance de choses immorales, lorsque nos murs sont tapissés d'affiches , lorsque les feuilles d'annonces de tous les journaux, grands et petits, sont remplies, chaque jour, de notices, d'explications, sur les remèdes touchant la maladie vénérienne.

Sans nier la valeur de ce moyen , M. Trébuchet n'espère pas de lui tous les heureux effets que M. le docteur Ratier indique; il préfère demander la promulgation d'une loi qui porterait des peines sévères contre tous ces placards concernant les affections syphilitiques , et qui, en outre, donnerait à l'autorité municipale le droit de défendre l'affichage de ces annonces.

M. Trébuchet demande , suivant nous, une loi déjà existante, mais qui n'est point exécutée, qui même est violée impunément sous les yeux des magistrats. Au médecin seul appartient, et peut appartenir la pratique de l'art de guérir, puisque seul il remplit les conditions, seul il a subi les épreuves spéciales exigées comme garantie vis-à-vis de la société. Lorsque les pharmaciens annoncent le *traitement*, la *guérison* d'une maladie, quelle que soit sa nature , ils dépassent leurs droits; ils ne peuvent point s'établir juges, dans un cas donné, de l'opportunité des remèdes qu'ils préparent ; ils se posent donc comme guérisseurs sans aucun titre. La loi actuelle ne leur confère point le pouvoir d'afficher, de publier, d'annoncer le *traitement* d'une maladie, mais simplement elle les institue pour préparer les remèdes destinés au *traitement*, à la *guérison* des maladies, et prescrits par les médecins. De leur chef, sans ordonnance d'un docteur, ils ne doivent point prendre la responsabilité de l'application, de l'administration des médicaments. C'est donc par une transgression permanente de la loi qu'il en est autrement. Si les tribunaux ne sévissent point, ce n'est pas un texte précis qui leur manque, mais la volonté d'agir; et cependant les dangers d'un tel état de choses sont trop évidents, leur ont été exposés trop souvent pour que les magistrats puissent ignorer les suites fâcheuses d'une pareille conduite. Une formule, une préparation thérapeutique peut être autorisée par le gouvernement lorsque son efficacité, dans quelques maladies, est reconnue par des hommes de l'art; mais il faut encore, avant d'en faire l'emploi, que la convenance d'un remède, dans le moment, dans l'espèce, soit de nouveau établie par les médecins, seuls juges compétents en semblable matière. Un remède secret peut avoir opéré quelquefois avec succès, mais il ne doit jamais, pour cette raison, être autorisé d'une manière générale, parce qu'on n'a pas la certitude de son utilité, de son innocence même, dans les cas analogues, lorsqu'on ne connaît pas sa composition.

La loi qu'on nous promet depuis long-temps sur l'organisation de la médecine en France, sur son exercice, sur celui de la pharmacie, etc. , comprendra nécessairement quelques articles concernant la question qui nous occupe.

La propagation des idées, des principes justes et rationnels sur la nature et le traitement de la syphilis, serait la voie la plus certaine pour arrêter la vogue scandaleuse des charlatans, pour abolir l'usage de ces recettes de commères, qui ont si souvent des conséquences pernicieuses. Nous en avons recueilli de très-nombreux et tristes exemples dans notre ville ; nous regrettons de ne pouvoir citer que les principaux.

Un boulanger de la rue de *la Barre*, atteint d'une ophthalmie chronique , porteur en même temps d'une blennorrhagie, reçoit le conseil dégoûtant de se laver avec son urine ; il le fait , et une violente inflammation spécifique détermine la suppuration et bientôt la perte des deux yeux.

Un ouvrier sellier, atteint d'un écoulement simple, est traité par des injections irritantes prolongées malgré des souffrances atroces ; l'inflammation plus aiguë se propage jusqu'à la vessie, la cystite se termine par suppuration , un dépôt de la prostate survient , et l'individu meurt au bout de deux mois et demi.

Des chancres sont cautérisés à la verge , une

fluxion s'opère du côté de l'arrière-gorge ; des ulcérations spécifiques suraiguës envahissent le voile du palais, le détruisent dans l'espace de quelques jours.

A cette heure même, nous donnons des soins à un homme qui, se trouvant dans les mêmes conditions, a eu recours au caustique ; la jetée syphilitique plus lente, s'est faite sur le nez ; la maladie méconnue et négligée au début, a envahi les cartilages et les os ; une carie, des ulcérations existent dans les sinus maxillaires ; si le malheureux guérit, il est défiguré pour la vie.

Nous avons été témoin de nombreuses affections transmises à leurs familles par des sujets qui, de bonne foi, se croyaient guéris sur l'attestation d'un marchand de remèdes, ou après l'emploi de prétendus spécifiques.

J'ai toujours vu, dit Swédiaur (1), que la fréquence et la violence des maladies vénériennes, dans les différents pays, sont exactement en proportion du degré d'encouragement que les gouvernements accordent à l'instruction générale, aussi bien qu'en proportion du progrès qu'ils font faire aux principes honnêtes et généreux parmi le peuple. »

Après avoir été un motif de séquestration, d'exor-

_____

(1) *Traité des maladies vénériennes.*

cisme même parmi le peuple, la maladie vénérienne n'est plus, de nos jours, un sujet de vigi-
lance ou de crainte sérieuse; elle n'est compri-
mée que par des mesures insignifiantes. Le plus
redoutable des maux semble se trouver exclu du
domaine de la science. Ces énormes placards qui
tapissent les murs ne semblent-ils pas inviter au
plaisir, et au mépris des événements, en rassu-
rant la classe ouvrière sur les suites funestes? Le
remède paraît aussi prompt à trouver que le mal;
on va rechercher la santé chez des mercenaires
ignorants qui cachent jusqu'à leur nom; la consultation ne coûte rien,... rien que la santé, et
même quelquefois rien que la vie.. Conçoit-on en
France, dans les grandes villes, dans la nôtre en
particulier, cet oubli, cet abandon de toutes les
précautions, de toutes les règles hygiéniques, de
tous les devoirs et de tous les préceptes d'une
sage police médicale?

Les peuples du nord, les Allemands, entre autres, ont, sous ce rapport, une organisation bien
supérieure à celle de notre pays. L'exercice de la
médecine est, parmi eux, l'objet d'une surveillance
sévère; la vente des remèdes secrets est rigoureusement défendue : cette conduite de leurs souve-
rains est aussi sage que digne d'être imitée. Pour
préserver le peuple des mensonges, des erreurs
qui le séduisent si facilement, un cours d'hygiène

fait, dans quelques localités, partie de l'enseignement commun, de l'instruction publique. Cet art renferme les principes, expose les applications qui ont pour but la conservation de la santé des populations ; il s'étend sur l'ensemble des individus qui composent la société, et sur les agents physiques capables de l'influencer. Les agents moraux mêmes sont de sa compétence, en tant qu'ils peuvent avoir une action physique ; il règle l'intérêt que l'état doit prendre à la conservation et au perfectionnement organique de l'homme : après les soins relatifs à la reproduction de l'espèce, il s'occupe des causes qui nuisent à la population existante, ou qui lui sont avantageuses.

Supposant, ce que nous ne pouvons admettre, que les passions, que les vices existent partout avec les mêmes caractères, on ne saurait disconvenir que dans de pareilles conditions, la maladie et ses conséquences doivent être nécessairement moins redoutables, moins funestes que parmi nous.

En attendant que de semblables dispositions existent, pour détruire le germe ou pour neutraliser le virus vénérien, nous devons le poursuivre à outrance au sein de la prostitution, quel que soit son caractère. Le système appliqué à la recherche du mal, doit être général, uniforme, comprendre tous les lieux soumis aux mêmes causes d'infection. L'isolement, la division son ici impraticables. Un service de san'é, pour être complet, doit embrasser la ville et ses faubourgs; il doit s'occuper des vénériens civils, des ouvrières indigentes, aussi bien que des filles publiques et des soldats, pour avoir des chances promptes et certaines de réussite.

Une instruction ministérielle de l'an IX prescrivait la visite des femmes qui accompagnent les troupes, mais elle n'a jamais été suivie avec attention. Sous l'empire, on avait reconnu la nécessité d'astreindre les soldats, surtout ceux de la garde impériale, à des visites régulières, pour prévenir les ravages de la syphilis parmi eux. En 1815, le directeur général de la police du royaume, pour empêcher la multiplication de cette maladie qui envahissait l'armée, ordonna de veiller sur les *rogomistes*, les *marchands de vins* qui favorisaient le libertinage des militaires. Ces ordonnances sont tombées dans l'oubli depuis longtemps, quoique leur importance soit démontrée par ce qui se passe aujourd'hui à Lyon, et surtout dans les faubourgs, à la Guillotière, aux Brotteaux et à la Croix-Rousse.

Par d'habiles mesures on parviendra chez nous, nous l'espérons du moins, à diminuer la propagation de la syphilis par les filles publiques. «Mais, actuellement, la science et l'administration ne peuvent presque rien contre le mal que propagent à *flots* les grisettes, les filles à partie, les ouvrières de toute espèce (1). » C'est cette difficulté sans doute qui a empêché nos magistrats de rien tenter pour arrêter la contagion parmi elles, ou pour les guérir lorsqu'elles sont infectées. Et cependant, « si l'hygiène publique était régie par des lois absolues, il importerait plus d'établir des lazarets pour la vérole, si commune et si menaçante à chaque pas, que pour la peste et la fièvre jaune, bien plus douteuses dans leur transmission (2). »

Ce qui donne incontestablement de la faveur au charlatanisme, ce qui entretient la maladie au milieu de notre population industrielle, est sûrement l'insuffisance des secours publics et généraux. Un seul asile, avons-nous dit, existe à Lyon pour le traitement des maladies syphilitiques : c'est l'hospice de l'Antiquaille. Il renferme 85 lits, destinés aux femmes vénériennes. Des idées injustes, erronées, répandues dans le monde sur le régime, sur le traitement intérieur de la maison, font de son habitation un sujet d'effroi pour les malheureux. L'autorité doit s'appliquer à faire

______

(1) Trébuchet, Notes ajoutées au mémoire du docteur Ratier, inséré dans les *Annales d'hygiène et de médecine légale.*

(2) Ricord, *Des moyens prophylactiques de la syphilis,* article inséré dans le 1er volume du journal du docteur Duval, *Des spécialités médicales et chirurgicales.*

tomber également les obstacles qui s'opposent à l'agrandissement de l'hospice, et les préjugés grossiers qui en font redouter le séjour. On agira sur la syphilis, non pas en enfermant les malades dans une prison rigoureuse ou dans un hôpital qui n'en diffère que par le nom, mais en leur offrant, dans un refuge d'un accès facile, propre et bien tenu, tous les moyens d'obtenir un soulagement rapide. Il faut se garder d'avilir les pauvres ou de les humilier en les secourant. La honte est dans le vice; elle ne saurait exister dans les précautions admises pour le prévenir ou le combattre.

Il ne faut pas, en second lieu, confondre les moyens préservateurs, qui regardent la médecine seule, et les moyens sanitaires dont use le pouvoir. Un hôpital général de vénériens est de première nécessité, il est un fait obligatoire pour notre ville.

Le baron Trouvé, ancien préfet de l'Aude, convaincu par l'expérience, témoin des résultats funestes de la syphilis et de son influence délétère sur la santé du peuple, a exprimé le vœu, dans ses comptes-rendus administratifs, de voir le gouvernement accorder des fonds pour la création ou l'extension des hospices consacrés, dans les grandes villes, à la maladie vénérienne. « Car il importe que l'autorité, écrit-il, préserve, autant que possible, la population de tout ce qui peut compromettre son état physique. »

Le premier magistrat de notre cité, le docteur Terme, aujourd'hui maire de Lyon, dans un mémoire *sur les secours publics dus aux indigents malades*, imprimé et publié en l'année 1826, s'exprimait de la sorte : « L'Antiquaille qui, sous le rapport du traitement des aliénés, marche tous les jours vers la perfection, est entièrement insuffisant pour le traitement des affections syphilitiques et des maladies de la peau. Ainsi, à Lyon ce mal affreux, qui empoisonne la génération présente, et ne livre à l'avenir qu'une race flétrie et dégénérée, est, pour ainsi dire, abandonné à lui-même,... Le mal *va en augmentant* et demande un hospice général pour arrêter, dans sa marche croissante, ce vice affreux qui est à la fois la honte et le fléau des sociétés... »

« L'hospice consacré au traitement des filles publiques, n'a pas des revenus considérables et tels qu'il les lui faudrait pour réaliser toutes les espérances que fait concevoir son institution. Pourquoi n'adresserait-on pas un appel à la générosité lyonnaise en faveur de cet établissement mal doté? Notre ville n'est pas moins généreuse qu'elle est opulente et magnifique!... Nulle différence, nulle catégorie ne devrait être admise, parce que chez nous, plus qu'ailleurs, on est imbu de ce principe : que la vraie charité ignore les fautes de ceux qui souffrent (1). » On ne doit pas considérer les malades comme coupables, mais comme malheureux.

Enfin, le docteur Chapeau (2) a réclamé, en termes énergiques, la création d'un hôpital dans lequel tous les individus atteints de la syphilis, au lieu de traîner et de disséminer pendant de longues années leur dégoûtante maladie, viendraient recevoir gratuitement le bienfait d'un traitement rationnel. C'est en vain qu'on voudrait nous faire entendre encore que l'établissement d'un hospice pour les vénériens porterait une trop grave atteinte aux mœurs. Les temps et les lieux sont indifférents pour la morale, et elle ne saurait condamner, à Lyon, une institution qu'elle tolère à Paris. C'est aux dépens de la morale que les gouvernements autorisent les temples de la prostitution ; pourquoi craindrait-on de la sacrifier à la politique, quand il s'agit de réparer les malheurs qui sont la conséquence immédiate de cette première infraction aux lois. »

Si, donc, nous n'avions pas à Lyon un hôpital pour les vénériens, il faudrait immédiatement le fonder. L'Antiquaille, tel qu'il est constitué, ne

(1) Ste-Marie, *Lecture de police médicale.*

(2) *Mémoire sur la fréquence de la maladie vénérienne à Lyon.*

possède pas des dimensions suffisantes ; s'il ne répond pas, présentement, aux besoins réels, l'autorité trouvera dans les administrateurs des hommes prêts à la seconder dans ses vues d'agrandissement. Jamais les circonstances ne furent plus urgentes, et aussi favorables que de nos jours.

D'importants changements, projetés pour le service des hommes aliénés qui seraient transférés dans des bâtiments à part, élevés dans les vastes jardins de la maison, permettraient de disposer de toute l'aile nord-est des constructions existantes. Nous ne partageons point l'avis de M. Terme, rapporté plus haut ; le traitement des aliénés à l'Antiquaille est loin d'approcher de la perfection. Ces malades ne peuvent rester plus longtemps dans les conditions actuelles, sans distributions physiologiques, entassés pêle-mêle, sans divisions suivant la nature, le caractère, la gravité, le degré de leurs affections. Près de deux cents fous occupent un espace qui devrait en recevoir cent au plus ; et cependant l'exécution de la loi de 1838 augmente encore leur nombre, tous les jours. Cet encombrement, s'il se prolonge ou s'il s'accroît, peut avoir les plus tristes résultats. Qu'une fièvre grave, qu'une maladie épidémique apparaisse, et on la verra sévir à outrance parmi ces infortunés, les décimer malgré les efforts de la médecine la plus habile et la mieux dirigée.

Sentant les vices et les périls d'une telle situation nos administrateurs ont voulu, utilisant les terrains qu'ils possèdent, améliorer le sort de ces pauvres confiés à leur sollicitude. Le pouvoir municipal n'a pas approuvé les plans qui naguères lui étaient soumis : au milieu des circonstances mauvaises qui le pressent de tous côtés, déjà grevé par d'autres travaux, il ne peut rien entreprendre, et ne veut rien permettre d'exécuter, comme s'il n'était pas, par une telle conduite, responsable des maux présents.

Si, un jour, l'hospice des aliénés, comme il faut l'espérer, doit être transporté hors de la ville, doit-on, en attendant les fonds nécessaires, abandonner sans traitement, ou accumuler dans un local nullement convenable, les victimes toujours croissantes des travers ou des malheurs de notre société ? Les bâtiments que l'on veut élever aujourd'hui, provisoires pour les aliénés, ne peuvent-ils pas être disposés de façon à être transformés plus tard, à peu de frais, en salles spacieuses et commodes pour les vénériens et les dartreux ? Ils seraient loin, ainsi, d'être perdus pour l'avenir, et ils auraient, à cette heure, une utilité incontestable. Ces constructions nouvelles auraient également pour effet immédiat d'opérer des mutations, des changements heureux dans la section des vénériens, elles faciliteraient les classements, et les distinctions réclamées par la différence de position des malades, ou bien exigées par l'ordre, par la régularité du service. Des infirmeries convenablement aérées, des cours, des promenades seraient ouvertes. La séparation entre les aliénés, les hommes vénériens et les femmes malades, serait parfaite. Dans les deux dernières catégories, des subdivisions seraient inévitablement tracées, trois ou quatre salles principales seraient de suite organisées. Pour les hommes, les vénériens adultes, deux salles gratuites de 50 lits chacune, seraient nécessaires aujourd'hui. Pour les enfants, pour les cas exceptionnels, une chambre de 8 à 10 lits suffirait. 50 places seraient réservées aux vénériens payants. Ainsi, de 65 à 70, le nombre des places monterait à 150 ou 160 pour les hommes, dans ces conditions, il y aurait possibilité de recevoir indistinctement tous les malheureux.

Ce n'est plus un employé des bureaux, ou un commissaire de police qui jugerait de l'opportunité, de l'urgence de l'admission. Les médecins du dispensaire, ceux de l'Hôtel-Dieu, ceux de l'Antiquaille seraient à plus juste titre, avec pleine connaissance de cause, chargés de cette mission. L'hôpital éprouverait un léger dégrèvement, et ne serait plus, par humanité, obligé, à chaque instant, d'enfreindre ses statuts.

Classées en même temps suivant les exigences

de la morale, et suivant les règles de l'art, les femmes vénériennes admises à l'hospice devront être réparties en quatre divisions distinctes. La première sera destinée aux filles publiques reconnues ou enregistrées à la police, qui demandent une surveillance spéciale, une séquestration rigoureuse. L'expérience a prouvé que, sans cette importante disposition, il n'y a pas pour elles de guérison certaine, complète, à espérer. Pour être en mesure de parer à toutes les éventualités de la maladie, pour admettre les prostituées de la Croix-Rousse, de la Guillotière et des contrées environnantes, quatre-vingts lits seront disposés dans ce service.

Une autre division, moins nombreuse, de vingt-cinq ou trente lits, au plus, réunira les nourrices, les femmes mariées, victimes d'une faute étrangère, les jeunes filles cruellement punies d'une faiblesse ou d'une erreur, mais non perdues sans retour; les enfants souillés par le vice originel ou par des brutalités honteuses, malheureusement trop fréquentes. Les filles pauvres, les ouvrières, les prostituées clandestines, que la misère, dans les moments de crise commerciale, plutôt que la passion et le libertinage, ont entraînées, ne seront point confondues avec la première catégorie. Déjà, en exposant les vices du régime actuel, nous avons fait connaître les inconvénients, les suites pernicieuses de ce mélange. Cinquante à soixante places pourront, dans tous les cas, offrir des ressources proportionnées sinon au mal existant, du moins au mal avoué.

Enfin, une salle de vingt-cinq ou trente lits pour les femmes vénériennes payantes, complètera l'organisation des secours opposés, à Lyon, à la fréquence de la maladie. Quelques chambres particulières, d'un prix plus élevé, destinées aux malades riches, pourront encore indemniser la maison des sacrifices qu'elle fera pour les indigents. Ainsi, nous sommes conduits par l'étude, par l'examen des faits, à demander 360 places dans l'hospice consacrées exclusivement au traitement de la syphilis. Sur ce nombre, 280 au plus seraient gratuites. Le classement que nous avons proposé ne saurait être absolu; nous l'avons donné comme exemple, et non pas comme règle définitive. Les changements à établir seront opérés dans la maison même, suivant la convenance ou la nécessité. Dans la division des femmes, l'augmentation ne serait point aussi forte qu'on pourrait le supposer de prime-abord; en conservant, comme moyen d'ordre et de discipline, une salle de retenue pour les malades insoumises, ou une petite infirmerie pour les cas douteux, il n'y aurait pas, suivant nous, de graves inconvénients à supprimer la salle dite *des convalescentes*.

Ce fut en 1816, sur des plaintes adressées par la mairie aux administrateurs, que le conseil arrêta que les filles ne sortiraient de l'hospice qu'après un temps d'épreuve. A cette époque encore les moyens de traitement étaient imparfaits, insuffisants: depuis lors les femmes sont retenues pendant trois semaines dans des ateliers, elles occupent habituellement de vingt-cinq à trente lits, quoiqu'en dehors de toute médication spécifique. Lorsque cet arrêté fut mis en vigueur, des erreurs, des méprises, qui ne sont plus possibles actuellement, justifiaient cette détermination ; d'autre part, on avait espéré diminuer, par le travail, les dépenses occasionnées par le traitement. Mais l'épreuve démontre, d'une façon péremptoire, que les prostituées, quelles que soient leurs occupations dans la maison, loin de fournir un bénéfice, ne subviennent jamais aux frais de leur subsistance. Ce n'est que sur l'autorisation du médecin qui les déclare guéries, que les filles sont admises dans les ateliers. Durant le temps qu'elles y demeurent, menant une vie régulière, placées encore sous l'influence des remèdes, il est rare que des accidents syphilitiques se manifestent. A l'expiration du délai imposé, la femme est renvoyée à jour fixe, à la suite de privations nombreuses ; elle rentre dans ses habitudes de plaisir et de libertinage, se livre à des excès de tout genre ; souvent des symptômes nouveaux lui sont immédiatement communiqués ; des phénomènes anciens, tels que des leucorrhées qui n'étaient que supprimées, mais pour le retour desquelles une susceptibilité extrême persistait, envahissent des organes très-irritables, et déjà souvent affectés. Le médecin ne saurait, dans aucun de ces cas, être responsable de ces lésions qui, après 5 ou 6 jours, ramènent une prostituée dans ses rangs. Le temps du travail est devenu une précaution illusoire ; le séjour de la femme *convalescente* a été une charge pour l'hospice ; cette mesure n'atteignant point son but, doit, à notre avis, être supprimée ; la santé publique n'y perdra rien, une économie considérable sera obtenue, et les places vacantes seront accordées à des malades en traitement.

Fondé sur les bases que nous venons de faire connaître, avec les développements que nous avons énumérés, l'Antiquaille répondrait, nous en sommes persuadé, à toutes les exigences présentes de la maladie vénérienne dans notre ville ; il dépasserait les besoins de la génération future. Deux mille huit cents à trois mille individus pourraient être admis toutes les années. Après l'acquisition du matériel, après les frais d'installation et les modifications premières, quatre-vingt-cinq à quatre-vingt-dix mille francs suffiraient pour le mouvement annuel de la dépense. Dans ces cal-

culs, nous préférons dépasser les chiffres nécessaires, plutôt que d'être soupçonnés de dissimu-
ler la dépense réelle.

Ces sacrifices momentanés ne retomberaient
point en entier à la charge de la municipalité lyonnaise. Les faubourgs seraient tenus de contribuer
pour une part proportionnelle.

Le budget départemental serait mis également
à contribution.

Enfin, le gouvernement, sur les fonds destinés
à soutenir les hôpitaux, ne pourrait se dispenser
d'allouer une somme qu'il gagnerait ailleurs, la
syphilis, par ces précautions salutaires, venant à
diminuer parmi les soldats en garnison dans nos
murs. Une plus grande quantité de vénériens
payants accroîtrait évidemment les bénéfices de
la maison. Enfin, cette œuvre, plus répandue,
mieux appréciée dans ses résultats par les phil-
anthropes, les citoyens riches et généreux, verrait,
nous n'en doutons pas, les dons, les libéralités
se multiplier en sa faveur.

La ville, au reste, ne peut songer à faire des
économies sur les pauvres ou sur les malades,
lorsque, grâce à l'habileté des administrateurs,
les subventions qu'elle accorde aux autres hôpitaux diminuent tous les jours, il convient qu'elle
reverse sur un établissement de charité publique,
d'une utilité incontestable, les deniers réservés au
soulagement de la souffrance et de la misère.

Ces secours ne seront point inutilement perdus pour l'avenir; influant sur la santé générale des habitants, ils réagiront, *à la longue*, sur les distributions des bureaux de bienfaisance, sur le nombre et la nature de certaines maladies chroniques qui encombrent nos hôpitaux, et même sur la multitude des malheureux qui languissent dans le dépôt de mendicité; tous ces faits se lient, sont subordonnés les uns aux autres.

En donnant au peuple la facilité de se guérir, en détruisant sa répugnance à entrer à l'hospice, on diminuera incontestablement le nombre des empiriques ignorants. Si, aux consultations gratuites, délivrées par le dispensaire, par les médecins de l'Antiquaille, on joint la distribution des remèdes, la confiance dont jouissent les charlatans cessera bientôt. Ne voyons-nous pas tous les jours les hommes du monde, les ouvriers, se plaindre d'avoir été dupes ou mal traités, ce dont ils s'aperçoivent trop tard? Ils sont déjà disposés à céder à la voix de la raison, aux bons exemples, aux conseils désintéressés. Il sera plus convenable, plus avantageux de discréditer les empiriques, que de sévir contre eux pour annihiler leur puissance. Pénétrée, par le fait de sa position, de l'urgence de nouveaux moyens pour combattre le mal, l'administration de l'Antiquaille a pris l'initiative; sur la demande d'un de ses membres, de M. le docteur Martin jeune, elle a institué, en 1834, des consultations données au sein de l'hospice, par les médecins de l'établissement. Les malades sont accourus dès le principe; comme la mesure était incomplète, comme les remèdes n'étaient point délivrés gratuitement, la fortune de la maison ne le permettant pas, cette innovation n'a pas obtenu toute la faveur qu'elle méritait; elle n'est point tombée, il est vrai, mais cinq ou six malades au plus, chaque semaine, se présentent à la visite.

Comme un médecin, formé par des études sérieuses, instruit par l'observation dans les hôpitaux, est seul capable de guider sagement les malades, de surveiller l'action des médicaments, les mêmes administrateurs, à la même époque, dans l'intérêt général, autant et plus que dans l'intérêt de l'art de guérir, ouvrirent des cours cliniques sur l'affection vénérienne. Cette création permet aux élèves de notre école secondaire de puiser des idées exactes sur la vérole, de suivre son traitement dans toutes les formes, dans toutes les complications qu'elle présente.

« Lorsque des soins hygièniques et médicaux seront pris simultanément, lorsqu'une surveillance morale, active, s'étendra sur la prostitution, n'est-il pas logique de croire, écrit le professeur Fodéré, que la syphilis deviendra un fait rare, exceptionnel, et que bientôt on aura peine à se figurer la généralité et la violence avec lesquelles ce fléau sévit au sein de nos populations ?»

Dans son ardeur, dans son zèle pour la destruction de cette maladie, ce médecin réclamait la fondation d'un hôpital spécial dans toutes les villes de vingt-mille âmes et au dessus.

Parmi les victimes que la prostitution conduit à l'Antiquaille, toutes, comme nous l'avons dit, ne sont pas essentiellement mauvaises, perdues sans retour. Si elles n'abandonnent pas le vice quand elles en ont éprouvé les funestes atteintes, on est forcé d'admettre que quelquefois ce n'est pas le libertinage et la passion qui les retiennent, mais plutôt l'ignorance et la misère qui les enchaînent. Ce n'est point assez dans ces cas, de s'occuper exclusivement de la santé du corps, il faut que l'âme rencontre quelques consolations et de préservatifs salutaires contre la débauche, dont ne peuvent l'exempter sans retour de simples conseils et de passagères exhortations. Cette pensée a inspiré le désir de fonder un *lieu de convalescence morale*.

En 1827, la maison dite *de la Providence* fut érigée à l'aide des bienfaits de la charité publique : c'est un passage qui ramène dans le monde, avec garantie de réhabilitation, les femmes qui méritent d'y prendre rang. Dans cet asile, on réveille chez ces êtres faibles ou égarés le sentiment religieux; on fait naître, on excite, on soutient les idées de réforme. En rappelant à une vie régulière la créature séduite ou dépravée à laquelle on avait accordé l'hospitalité pendant sa maladie, en la préservant d'une rechute, on protége tous ceux que son exemple eût entraîné dans le désordre et qui seraient venus à sa suite assiéger les portes de l'hospice.

Ce refuge est à la fois un séjour d'épreuves pour les repentirs douteux, et un moyen de confirmer dans leur retour à l'honnêteté, les sujets bien disposés. Aujourd'hui cette succursale de l'Antiquaille est entièrement indépendante : c'est la bienfaisance qui la protége après l'avoir élevée. 60 ou 70 filles, sous la direction des sœurs hospitalières de l'Antiquaille, s'y livrent à l'apprentissage de métiers divers, qui pourront plus tard subvenir à leur existence. « Des ateliers de devidage, de tissage (1) servent d'aliment à l'activité industrieuse de ces jeunes filles qui, poussées par d'heureuses inspirations de conscience, ont mis fin à leur inconduite. » Les unes restent toujours fermées, constituent une communauté religieuse, vivent du produit de leurs ouvrages dans la retraite; les autres, instruites

_____

(1) Achard-James, *Histoire de l'hospice de l'Antiquaille*

durant un noviciat plus ou moins prolongé, rentrent au sein du monde, avec l'amour du travail, un état qu'elles peuvent exercer, et des sentiments qui les mettent à l'abri de toute récidive. Déjà, depuis sa création, l'influence heureuse de cet établissement s'est fait sentir à plus de deux cents sujets.

Toutes les années il arrache 25 ou 30 victimes au libertinage. Une prostituée, sur vingt-cinq environ, abandonne son infâme commerce par les sages avis qu'elle reçoit pendant son séjour dans les infirmeries. Quelques-unes rentrent dans leur famille, retournent dans leur pays, les autres, de plein gré, sur leur propre demande, sont admises dans la maison de refuge. Avant d'accéder à leur instances, on leur fait connaître ce qu'on attend d'elles, la vie qui leur est réservée, consacrée désormais au travail manuel, à l'instruction religieuse et morale. On ne veut point les retenir de force, même dans le noble but qu'on se propose. La soumission, la reconnaissance de ces femmes envers leurs bienfaitrices, sont les preuves des soins et des attentions dont elles sont l'objet, démontrent que tous les bons sentiments ne sont pas étouffés en elles, ou qu'il est possible quelquefois de les ranimer.

L'autorité municipale ne saurait laisser tomber une institution qui renferme tant d'éléments utiles à notre ville. Sa protection et ses secours doivent lui être accordés; jusqu'à ce jour, cependant, l'œuvre de la Providence n'a été soutenue que par le zèle, que par les libéralités de nos concitoyens. Si l'agrandissement de l'hospice s'effectue, on verra inévitablement les charges et les services de cette succursale augmenter en proportion.

Sur le point de terminer ce mémoire, sommes-nous arrivé au but que nous nous étions proposé ? Notre livre répondra-t-il, a-t-il répondu à l'importance du sujet, aux espérances qu'il faisait concevoir? Malgré le temps et les recherches qu'il nous a coûté, nous n'osons ni le prétendre, ni l'espérer. Mais, comme nous le pensons, et même comme l'a déclaré la Société de Médecine de Lyon, s'il renferme des documents utiles ; s'il est établi sur des bases vraies, soit en médecine, soit en économie politique; s'il est capable de fournir des matériaux importants, réunis et coordonnés avec suite, d'éviter ainsi quelques peines aux écrivains qui viendront après nous, qui traiteront la même matière ou entreprendront une statistique de notre ville, on nous pardonnera peut-être les négligences, le désordre, les omissions, les redites surtout, qui se sont glissés dans le corps de cet ouvrage ; la nature du sujet, son importance, sa complète exposition, nous ont paru nécessiter quelques-unes de ces fautes.

On ne saurait nous reprocher de nous être spécialement étayé sur des preuves, sur des renseignements qui touchent d'une manière exclusive la médecine et l'histoire de Lyon. Dans une partie de ces études, notre situation particulière aussi bien que la question proposée, nous traçaient cette règle de conduite. Toutes les fois qu'il s'est agi de faits généraux, nous n'avons pas craint d'en chercher la démonstration dans l'examen de ce qui se passe au dehors, de recourir à des indications, à des auteurs étrangers. Nos conclusions se rapportent également à toutes les cités populeuses. Les conséquences du libertinage et de la maladie vénérienne sont les mêmes, partout où les conditions qui leur donnent naissance sont analogues ou semblables; elles viennent ainsi justifier cette partie de notre titre : *De la prostitution et de la syphilis dans les grandes villes.* Ce qui existe parmi nous, au sein de notre population ouvrière, doit se remarquer forcément à Paris, à Rouen, à Marseille, etc., etc.

Dans toutes ces localités, pour agir puissamment sur la prostitution, il est indispensable d'attaquer les causes principales qui l'entretiennent ou la favorisent. La réforme doit commencer par des modifications apportées à l'état actuel de la société, ou du moins à son organisation industrielle. Ces changements accomplis entraîneront

progressivement toutes les autres améliorations
désirées. Lorsque la débauche sera plus rare,
elle se montrera plus facile à réprimer ou à contenir ; la syphilis qui en est la suite immédiate deviendra moins commune; son traitement sera plus
rationnel, plus certain ; ses ravages se limiteront,
en quelque sorte , d'eux-mêmes.

Ces mesures pour l'extinction de la maladie
seront plus énergiques, plus efficaces que tous les
prétendus *spécifiques* , que tous les moyens ré-
putés *prophylactiques* que nous poursuivons depuis plusieurs siècles. Ce n'est pas que nous pen-
sions qu'on doive renoncer à la recherche de ces
moyens, parce que , jusqu'à ce jour, elle est de-
meurée sans succès , sans résultats vraiment
profitables.

Il n'est assurément aucune affection dont la prophylaxie ait été le sujet de plus d'études conscien-
cieuses, et surtout le motif de plus de spéculations
déhontées que la syphilis. Ces diverses tentatives, avons-nous dit, ont été vaines pour la
science comme pour l'humanité. « Tandis que le
charlatanisme(1) a proclamé des moyens futiles ou
dangereux, une pudeur mal entendue, une morale timide ou des préjugés religieux, ont retardé

(1) Ricord, article *Prophylaxie de la syphilis* , dans le *Journal des*
spécialités médicales , de M. Duval.

les progrès de l'art. Si Jenner s'est rendu à jamais célèbre par la découverte de la vaccine, comme préservatif de la variole, celui qui, d'une manière aussi absolue, préviendrait la syphilis, aurait des droits à l'immortalité. »

Jusqu'à présent, nous ne possédons aucun préservatif certain contre la contagion de la maladie vénérienne. Un grand nombre ont été successivement annoncés, prônés, décriés et repris; tous reposent sur les données suivantes : Prévenir l'infection, ou en ne permettant pas au virus d'être en contact avec les parties, ou en l'entraînant avant que l'absorption ne soit opérée, avant qu'il n'ait impressionné les organes; ou bien, en troisième lieu, en le détruisant dans son essence. Il ne convient pas d'énumérer ici tous les corps protecteurs, toutes les enveloppes, toutes les lotions acides, alcalines, aromatiques, toutes les formules composées, les pommades, les liqueurs désinfectantes, les caustiques mis en usage ou conseillés depuis le quinzième siècle jusqu'à notre époque. Aucun de ces moyens n'a survécu à l'expérience; il ne faut pas néanmoins les placer tous sur la même ligne. Plusieurs sont rationnels, ont réussi, et peuvent réussir encore dans certains cas, chez quelques individus. Mais ils ne méritent point une confiance illimitée, et ne doivent pas être indiqués ici. Il est un secret, perdu aujourd'hui, qui a été la source d'un long et scandaleux procès, qui nous semble avoir possédé les qualités préservatrices tant désirées.

En 1772, Guilbert de Préval, docteur-régent et professeur de matière médicale à la Faculté de Médecine de Paris, annonça la découverte d'un *spécifique anti-vénérien*. Toute la Faculté s'éleva contre lui, cria au scandale pour le faire expulser de ses rangs comme indigne. Une partie des pièces de ce curieux débat est venue à notre connaissance; il est avéré pour nous, par les expériences réitérées, par les épreuves qui furent subies, par les témoignages authentiques, par les procès-verbaux détaillés, par les attestations de plusieurs médecins instruits, que l'inventeur qui fut honni, flétri et condamné par un jugement solennel rendu en 1777, avait très-probablement rencontré un préservatif réel. La décision prise alors, les poursuites dirigées contre Guilbert de Préval, les raisons de morale alléguées, la décence, le salut public compromis et perdus (d'après les antagonistes de la découverte), ont retenu l'inventeur, l'ont empêché de divulguer son importante formule. Comme médecin nous regrettons sa perte; comme moraliste nous ne pensons pas que les dangers persévérants, que la continuation des malheurs engendrés par l'affection vénérienne, aient modéré le vice, ou diminué les progrès de la maladie. Le bon ordre, la pureté des mœurs, les sentiments de vertu, de famille, n'auraient point été détruits, et des milliers de victimes n'auraient pas succombé et ne succomberaient pas à chaque instant par l'action ou sous l'influence de ce terrible fléau. De Préval était loin de mériter, suivant Cullerier, Ricord, Ratier, les humiliations et les peines qu'il a supportés. Si le gouvernement ne peut pas encourager ostensiblement la recherche d'un préservatif, s'il n'est pas de sa dignité d'aider, de régler des expériences à cet égard, de crainte de paraître fauteur, instigateur du libertinage; la médecine, dans l'intérêt de l'humanité, dans la limite de ses fonctions, dans sa pratique, ses travaux, ne saurait admettre de telles doctrines et renoncer à l'espérance de produire, de voir naître et d'appliquer une nouvelle prophylaxie de la syphilis. « Medicus jus suum in naturam recuperare non poteret nisi parendo (1).»

Nous n'avons point eu, dans ce travail, la prétention de nous poser comme réformateur; répondant à l'appel de la Société de Médecine de Lyon, nous avons émis simplement les idées que nous ont suggérées la nature et l'étude de la question, l'examen, la connaissance et la comparaison des faits, la lecture réfléchie des méde-

______

(1) Baglivi, *Opera omnia medico-pratica.*

cins, des économistes, des auteurs spéciaux, sur le nom et l'autorité desquels, au risque de tomber dans quelques répétitions, et pour donner plus de poids, plus de crédit à nos paroles, nous avons, suivant la promesse faite en commençant ce mémoire, appuyé notre sentiment. L'intention qui a dirigé notre plume, qui nous a constamment servi de guide, sera notre justification, notre défense auprès de tous les hommes sévères. Pour désarmer la critique, on nous permettra d'emprunter encore une dernière citation à l'un de nos plus illustres maîtres, elle exprime et résume notre pensée : « Si veritati consonat nostra sententia gaudeo ; sin minùs, libenter corrigi me patiar. »

FIN.

TABLE DES MATIÈRES.

Pages

Avant propos. . . . . iij

PREMIÈRE PARTIE.

De la prostitution et de la syphilis, leurs causes. 1

DEUXIÈME PARTIE.

Influence exercée par la prostitution et la syphilis
sur la santé de la population. 05
Influence sur les habitudes, le travail, le bien-être
de la population 164

TROISIÈME PARTIE.

Etat des secours publics dans la ville de Lyon . . 182

QUATRIÈME PARTIE.

De la prostitution et de la syphilis, moyens d'y remédier 231